养胎育宝"心"技巧

孕产妇心理保健自助手册

名誉主编　朱丽萍　谢　斌
主　　编　何燕玲　李　黎

U0188464

上海科学技术出版社

图书在版编目（CIP）数据

养胎育宝"心"技巧 ：孕产妇心理保健自助手册 / 何燕玲，李黎主编. -- 上海 ：上海科学技术出版社，2021.3（2022.9重印）
ISBN 978-7-5478-5264-4

Ⅰ.①养… Ⅱ.①何… ②李… Ⅲ.①孕妇－心理保健②产妇－心理保健 Ⅳ.①R715.3②R714.6

中国版本图书馆CIP数据核字（2021）第045596号

养胎育宝"心"技巧
孕产妇心理保健自助手册
主编 何燕玲 李 黎

上海世纪出版（集团）有限公司
上海科学技术出版社 出版、发行
（上海钦州南路71号 邮政编码200235 www.sstp.cn）
上海盛通时代印刷有限公司印刷
开本 890×1240 1/32 印张 6
字数：140千字
2021年3月第1版 2022年9月第3次印刷
ISBN 978 - 7 - 5478 - 5264 - 4/R · 2262
定价：48.00元

第五轮上海市公共卫生体系建设三年行动计划

（项目编号 GWV-9.4）

名誉主编

朱丽萍　谢　斌

主　编

何燕玲　李　黎

编　委

（按姓氏笔画排序）

王兰兰　上海市精神卫生中心
牛小娜　上海市精神卫生中心
朱　益　上海市精神卫生中心
朱丽萍　上海市妇幼保健中心
何燕玲　上海市精神卫生中心
严芝家　上海清茵心理咨询有限公司
张　蓉　上海市妇幼保健中心
李春波　上海市精神卫生中心
李　黎　上海市精神卫生中心
金　金　上海市精神卫生中心
陈　静　上海市精神卫生中心
凌莉霞　复旦大学附属妇产科医院
盛　锋　上海中医药大学附属龙华医院
谢　斌　上海市精神卫生中心
焦玉梅　上海市精神卫生中心
童慧琪　斯坦福整合医学中心（美国）
蔡亦蕴　上海市精神卫生中心

秘　书

夏欢欢

序

  生命的孕育是女性和家庭的重要转折时期,然而围产期也是容易发生心理健康问题的非常时期。孕产妇的心理健康不仅仅关系到母亲与婴儿的身心健康,也关系到家庭的幸福快乐;家庭成员的身心健康,又关系到社会的和谐与安定。因此,孕产妇的心理健康不仅仅是产科医护人员所关心的话题,也是妇幼保健人员的工作内容,更是每个孕产妇及其家庭,乃至整个社会所需要关注的内容。

  由于本人曾经做过几年《孕产妇集体心理干预预防产后焦虑、抑郁障碍》的相关课题,有过一些研究和体会,受到本书作者邀请作序。

  本书全面、详细地介绍了孕产妇的心理健康问题和疾病应对措施,分8个章节分别阐述了:健康理念;孕期、分娩、产后等不同时期的生理和心理特点,及常见的心理问题与对策;产后常见的心理状态和精神障碍,如产后抑郁症、焦虑障碍、睡眠障碍;婴儿心理健康;家庭支持与母婴心理健康;以及孕产妇特殊情况。同时,对当前所关注的二胎和婴儿养育、未婚先孕、试管婴儿、胎儿畸形等伴随的心理问题也进行了指导。

  本书附录集中介绍了国际上通用的产后抑郁、焦虑和睡眠问题的自我评估量表,以及上海市的精神卫生服务资源,方便有需要的孕产妇及其家庭使用。

相信这本简洁而全面、精准而实用的孕产妇心理保健自助读本，不仅对产科医护人员有指导作用，也对妇幼保健人员的日常工作有帮助，更能支持孕产妇及其家庭走过生命中的特殊转型期，开启幸福美满的新旅程。

复旦大学附属华山医院

施慎逊

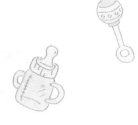

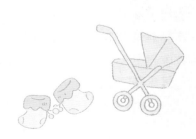

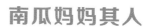

　　南瓜妈妈的英文名叫 Pumpkin，是朋友们给她取的，源于美国俚语中对于甜美、可爱的女性和婴儿的昵称。因为她长相甜美、性格温柔，大家觉得这个名字特别适合。

　　Pumpkin 和先生结婚两年多，日子过得平淡安乐。忽然有一天，她发现自己怀孕了，先生得知好消息兴奋得手舞足蹈，开心地说："现在我们就要有个'小南瓜'了！"。Pumpkin 听了觉得"小南瓜"这个乳名很好，于是未来宝宝的小名就这样定了下来，Pumpkin 也开始自称"南瓜妈妈"。

　　在孕育和迎接"小南瓜"的过程中，南瓜妈妈经历了很多身体和心理的变化，心情也随之起伏波动。于是，她开始写日记，希望能够记录下孕育新生命的过程。

　　为了给更多与南瓜妈妈有同样经历的朋友们借鉴和帮助，经过南瓜妈妈的同意，我们分享了她的部分日记，并邀请了精神科和心理学专家，解读相关的女性孕产期心理状态、常见困扰和疾病，以及自我调适方法。

　　让我们一起跟随南瓜妈妈的心路历程，学习用良好的心身状态迎接新生命的到来吧！

目　录

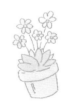

第3章　盼星星盼月亮，宝贝来了 / 41

十月怀胎，一朝分娩。经过数月漫长的等待，你终于要和宝贝见面了。了解这一人生最重要时期的身心变化，不仅能帮助平安地生产，而且能护佑宝宝顺利地开启人生。

第4章　新手妈妈的心事 / 57

瓜熟蒂落，宝宝来到你的身边，你也正式升级为"妈妈"。一切如想象中那么美好吗？对"妈妈"这个称呼，有没有一点小惶恐？如果感到非常紧张，一定要好好看本章哦！

第5章　特别的纠结和痛苦 / 71

有些准妈妈和新妈妈们，在孕产期，尤其是产后，会经历特别的精神痛苦，如果没有及时识别和得到关注，可能导致严重后果。

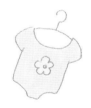

懵懵懂懂的小婴儿，大脑、身体在进行着飞速的发育变化，这些变化会影响他的一生。快来读懂他，给他最恰当的反馈和互动。

生育并不是妈妈一个人的事情——爸爸、祖辈、医生、护士、保姆等，都是这趟人生变化之旅的同行者。本章节将会谈谈如何举全家之力共同打造母婴心理健康环境。

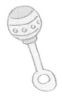

第8章 特殊的孕育"阴影期" / 137

这个章节为那些孕育情况特殊，或者有特别遭遇的人们而写。希望能减少他们在孕产阶段的痛苦和无助，尽快地走出人生中的阴影期。

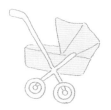

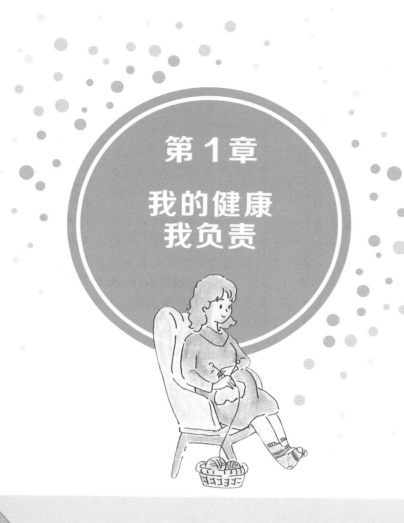

第 1 章

我的健康
我负责

什么是真正的健康？心理健康又有什么评判标准？这些从没认真考虑过的问题，伴随结婚生子都会出现在我们脑海里，不妨听听专家怎么说。

南瓜妈妈日记-1

2017 年 8 月 10 日　　雷阵雨

　　生孩子，是女人一生中的大事儿，是人生的里程碑。 突然有了一个主意，写日记把这个过程记录下来，今天就开始！

　　记得那天得知测试结果阳性，我怀孕了！！ 那种奇特的兴奋感，到现在还没过去呢……看到那些挺着大肚的准妈妈们，想象着自己的肚子也会像她们那样一天天大起来，定期去医院做产检……我在孕育着新的生命……被送入神秘的产房……生出一个健康可爱的宝宝，像电影里看到的那样，护士把宝宝抱给我……啊，想想就幸福得不行，好期待啊！

　　可是，人生第一次将为人母，没有经验，不知道会经历些什么，我有太多的问题想问： 怀孕后有过夫妻生活要紧吗？什么可以吃，什么不可以吃？ 到底是多休息好还是多活动好？ 我应该什么时候开始休假待产？

　　我也有好多的担心： 宝宝生出来不知道是不是健康？ 上次感冒不知道是否对孩子有影响？ 生孩子那么痛可怎么办啊？坐月子谁来照顾我呀？ 我的工作怎么办？ 我是否有能力养育宝宝？

　　哎呀，想得头痛，想得睡不着，谁能给我答疑解惑，谁能帮我解决这些问题？ 对了，人说母子心心相连，我这么担心，是不是会影响到肚子里的宝宝？ 我应该相信自己有能力完成这个孕育生命的使命，也相信我宝宝的生命力。

爱你的南瓜妈妈

　　南瓜妈妈开始写日记了。 这第一篇日记就那么的不平静，有得知怀孕的兴奋，也有对未知的孕产过程的疑问；有孕育的幸福感，也有责任感；有对宝宝出世的期待，也有对分娩的恐惧；有焦虑担忧，也有自信自强……

第 *1* 节 特殊时期，还健康吗

孕期健康保健，是平时健康保健的延续，加上针对这个特殊生理和心理时期的呵护。因此，通用的健康理念同样适合于你。

一、什么是健康

说到健康，你的直接反应或许是"我没病，挺健康的"，或者"我身体不好，比较虚，倒还没有什么病"。年轻的孕妈妈们，正处于青壮年期，大多数人的身体健康状况都不错。如果你属于少数的那部分人：有点小不幸患了某种疾病，现阶段准备怀孕生子，应该是已经痊愈了或者病情比较稳定吧？只是，虽然身体不错，有些人却还是食不甘味、夜不成寐，或者忧心忡忡"不顺心"。殊不知，这也属于健康问题。心理不健康，精神有障碍，社会适应不良，都是不健康的状态。

世界卫生组织对健康的定义：健康，不仅仅是身体没有缺陷和疾病，而是身体上、精神上和社会适应上的完好状态。

（一）"五快"和"三良好"

1. "五快"

吃得快：指胃口好，不挑食、不偏食、不贪食、不饱食，吃得平衡，吃得适量，吃得全面，表明内脏功能正常。但不是吃得越快越好。

便得快：指大小便通畅，反映胃肠消化功能好，既能吸收营养，又能排泄废物。

睡得快：指入睡快，睡得深，醒后精力充沛，精神饱满，记忆良好，说明中枢神经系统兴奋抑制功能协调。

说得快：表明头脑清醒，思维敏捷，大脑及心肺功能良好。

走得快：指行走自如，肢体灵活，反映中枢神经功能和外周运动机能良好，心脏功能好。

2. "三良好"

良好的个性人格：性格温和，感情丰富，意志坚强，胸怀坦荡，心境豁达，在人生路上经得起委屈、挫折、逆境、疾病以及各种痛苦和不幸，自强不息。

良好的处事能力：能适应复杂的社会环境，对生活中发生的各种问题保持稳定的情绪，有自我控制能力，敢于面对现实，有益于社会。

良好的人际关系：待人宽厚，与人为善，不计较得失，助人为乐。人际交往中尊重、关心、理解、宽容别人。

（二）心理健康

对年轻的你而言，要保持心理健康，难度可能大于保持身体健康。我们先来看看心理健康的标准吧。

想象一下能达到这个标准的心理状态，应该是平和、满足、能量满满的吧。实际生活中的环境和点点滴滴都会影响我们的心理状态，同样，我们的心理状态也会通过行为而影响周围的人和事。健康的心理是需要去建设、去维护的，每个人是自己健康的第一责任人。而个人健康，特别是心理健康，更有影响和带动所处环境氛围的作用，如家庭氛围、亲子关系、工作中的人际关系，等等。提高健康素养，便是自我心理健康建设的重要内容。

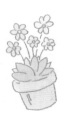

心理健康的定义

指身体、智力、情绪十分协调；适应环境，在人际交往中能彼此谦让；有幸福感；在工作和职业中能充分发挥自己的能力，过有效率的生活。

——1946 年第三届国际心理卫生大会

心理健康的标准

1. 充分的安全感；
2. 充分了解自己，并对自己的能力作适当的估计；
3. 生活的目标能切合实际；
4. 能与现实环境保持接触；
5. 能保持人格的完整与和谐；
6. 具有从经验中学习的能力；
7. 能保持良好的人际关系；
8. 适当的情绪表达及控制；
9. 在不违背集体要求的前提下，能有限度地发挥个性；
10. 在不违背社会规范的前提下，能恰如其分地满足个人的需要。

二、我具备健康素养吗

健康素养，是指一个人具有获取、理解和处理基本的健康信息和服务，并运用这些信息和服务做出正确的判断和决定，以维持并促进自己健康的能力。

（一）健康 66 条

2008 年 1 月，当时的国家卫生部发布了《中国公民健康素养——基本知识与技能（试行）》，它是全世界第一份由政府颁布的有关公民健康素养的官方公告。之后原国家卫生计生委正式发布了《中国公民健康素养——基本知识与技能（2015 版）》，简称"健康 66 条"。其中有不少关于心理健康的内容。

1. 基本知识和理念部分

第 1 条，健康不仅仅是没有疾病或虚弱，而是身体、心理和社会适应的完好状态；

第 20 条，每个人都可能出现抑郁和焦虑情绪，正确认识抑郁症和焦虑症；

第 21 条，关爱老年人，预防老年人跌倒，识别老年期痴呆。

2. 健康生活方式与行为部分

第 37 条，少饮酒，不酗酒；

第 38 条，遵医嘱使用镇静催眠药和镇痛药等成瘾性药物，预防药物依赖；

第 39 条，拒绝毒品；

第 40 条，劳逸结合，每天保证 7～8 小时睡眠；

第 41 条，重视和维护心理健康，遇到心理问题时应当主动寻求帮助；

第 53 条，通过亲子交流、玩耍促进儿童早期发展，发现心理行为发育问题要尽早干预；

第 54 条，青少年处于身心发展的关键时期，要培养健康的行为生活方式，预防近视、超重与肥胖，避免网络成瘾和过早性行为。

3. 与孕产有关的内容

第 51 条，主动接受婚前和孕前保健，孕期应当至少接受 5 次产前检查并住院分娩；

第 52 条，孩子出生后应当尽早开始母乳喂养，满 6 个月时合理添加辅食。

与心理健康有关的第 53 条和第 54 条，也与儿童和青少年养育有关。

（二）精神健康素养

精神健康素养是由健康素养延伸而来，特指保持个体精神健康水平，认识、处理或者预防精神障碍所需要的知识、信念和态度，是一种综合能力。

精神健康素养，不只是修身养性，为了获得并保持良好的心理健康水平，你需要具备以下能力。

1. 获取信息。知道怎样获取精神卫生信息，并能够主动、有目的地通过各种渠道和方法去获取需要的信息，如心理健康知识、影响心理健康的因素、预防精神疾病的知识、精神卫生服务机构和服务内容等服务资源信息、精神卫生相关政策和法规等。

2. 学习知识。能够分辨、学习和理解所获得的信息。

3. 端正态度。知识和信息，毕竟只是他人的，要能够通过学习和吸收，逐渐改变既往不利于健康的想法，形成自己的健康理念和有利于心理健康的思维方式。如，当觉察到自己有心理问题时，知道避而不谈不利于自我调整，应该积极面对，并去获得所需要的帮助，这便是一种有利于解决心理问题、促进心理健康的态度。

4. 落实行动。知识学得再多，想法再好，没有落实到行动上毕竟难以产生实效。要能够运用学到的知识，在健康理念的指导下，落实在行动上，养成健康的生活方式，形成有利于心理健康的行为处事方式，避免不利于健康的危险因素，继而得以预防精神疾病。

5. 应对异常。能够觉察和识别心理不健康的迹象和精神疾病的早期表现，能够运用所学习的自助方法及时开展自助、自我调适，在需要时求助他人或专业人员。能够在专业人员的指导下积极康复。

提高健康素养，可以提高心理健康水平，预防精神疾病。接受心理健康教育和精神卫生知识科普，是提高精神健康素养的重要方法。

三、 心理和身体相互影响

（一）心身一体

之所以健康必须包括身体健康、心理健康和社会适应良好，是因为人是心身一体、不可分割的，人又是一种社会性的动物，与所处的社会环境息息相关。这就是影响我们健康的现代生物-心理-社会医学模式。三者交互影响，决定了我们的健康水平和患病后疾病的转归。如长期郁郁寡欢者容易患癌症（心理影响身体），疼痛让人烦躁不安（身体影响心理），经济发达后人均寿命会延长（社会影响健康），因为长期患病而导致贫困（健康影响个人的社会经济水平），一个有很多人关心和支持他的人，即便遇到挫折也不至于被击倒（社会支持影响心理和身体的承受能力）。生活中这样的例子比比皆是。

身体和心理不只是互相影响，同时也是形影相随。很多疾病的临床表现同时有心理的症状和躯体的症状。如抑郁症的症状就包括情绪低落、动力缺乏、反应迟钝等精神症状和睡眠困难、食欲不振等躯体症状两大类。焦虑症的症状包括精神症状、躯体症状和运动症状三大类。甲状腺功能亢进（甲亢）除了有心跳快、出汗、手抖的躯体症状外，还有容易发脾气、兴奋性增高的精神症状，很多甲亢患者就是因为"脾气变坏"才开始引起注意的。有的脑部肿瘤先出现精神症状。脑炎的精神症状更常见了。

现代医学有很多研究揭示了我们的身体与心理之间的关系。如典型的应激反应。当一个人面临突如其来的压力（急性应激）或长期处于压力状态中（慢性应激），大脑中枢神经系统中的情感中枢、神经体液和内分泌控制中枢会感受到并作出反应，于是，通过神经递质和激素分泌的一系列变化，便会引起人的情绪变化和身体变化。

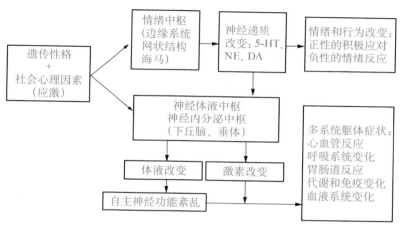

压力的心理和躯体反应机制

南瓜妈妈突然得知自己怀孕后，原先的心理平衡被打破，尽管这是一件喜事，但也是一种应激。从她的日记中我们能感受到她的情绪变化：有兴奋的憧憬，也有对未知的担忧；还有身体变化："想得头痛，想得睡不着"的轻度应激状态。而从得知怀孕到造成情绪和身体变化之间的过程，便是大脑中枢神经系统在起作用。

这样的变化不一定是不好的。适度的压力可以激发机体的潜能，使人体处于更好的情绪和身体状态。不是有"压力就是动力"一说吗？过度的应激，长期的压力，则会造成心身俱疲，继而产生心理障碍和身体疾病。

（二）互相代言

有时候，当人们面对压力、困境、烦恼而难以言表或者不足以言表时，同为一体的身体便会挺身而出"仗义执言"，用不舒服的症状提醒你"有心事"，或者"压力太大，抗不住了"。回想一下，当同事问你：最近怎么了，时不时听到你在大口叹气？你是否猛然意识到最近好像确实情绪不好，心事重重，胸口闷闷的，所以大口叹气？虽然此时的你还能应付这些心事，貌似还没当回事，可是你的身体已经觉察到了并发出了信号。又譬如，当你持续处于高强度工作状态时，是否会发生食欲改变（狂吃或没有胃口，因人而异）、大便习惯改变、月经不规则，乃至时不时心慌、身上某个部位疼痛等？这些症状，是你的身体敏感地觉察到了压力快要超出能承受的程度了，给你发出的友情提示。所以，有时候身体的不适症状，或许本不是身体的病，而是心理问题的表现，身体代言了心理不可名状的困扰。

同样，当身体患病或者过度疲劳、不堪重负的时候，如果你没有注意到，或者即便注意到了却没有去照顾你的身体，此时你的情绪也会出来"代言"。你是不是会感到烦躁易怒，或精神萎靡，或心神不安？譬如熬夜通宵打游戏到一定时间后，或者带病工作的时候。这种互相"代言"，是心身一体的另一种表现。

（三）齐抓共管

"心"与"身"之间的联动，意味着当我们在说身体的问题时，不只是跟身体有关；当我们在谈心理的问题时，也不仅局限在心理层面。此外，还有社会、文化和环境因素的影响。孕产期的保健、婴幼儿的健康，需要从生理、心理和家庭与社会的角度共同保障，避免负性影响。

核心信息

健康,不仅仅是身体没有缺陷和疾病,而是身体上、精神上和社会适应上的完好状态。归纳为"五快"和"三良好"标准。

中国公民健康素养 66 条中与精神健康有关的有 10 条。

健康素养是一种与健康有关的综合能力,包括:获取信息、学习知识、端正态度、落实行动、识别和应对异常。

现代医学模式强调人的身体、心理和社会因素共同作用。

心理健康有 10 条标准。

1. 充分的安全感;
2. 充分了解自己,并对自己的能力作适当的估计;
3. 生活的目标能切合实际;
4. 能与现实环境保持接触;
5. 能保持人格的完整与和谐;
6. 具有从经验中学习的能力;
7. 能保持良好的人际关系;
8. 适当的情绪表达及控制;
9. 在不违背集体要求的前提下,能有限度地发挥个性;
10. 在不违背社会规范的前提下,能恰如其分地满足个人的需要。

第 2 节　孕期健康我负责

如第 1 节所强调的,孕期健康保健,是平时健康保健的延续,通用的健康理念和保健方法同样适合于你。同时,在女性怀孕生育这个特殊时期,还需要增加针对这个阶段生理和心理变化的呵护。

一、 特殊时期的心理巨变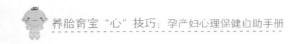

纵观一生,除酒、药依赖外,多种常见的精神障碍患病率均女性高于男性,而在孕产期这一女性特有的阶段,更是容易发生心理疾病。

（一）孕产阶段的特殊性

怀孕和生产是妇女一生中的大事,是发生于较长一段时间内生理、心理和社会角色发生一系列变化的复杂事件。

1. 妊娠期的体型改变、生理改变;

2. 本人、丈夫、家庭、社会对妊娠的态度;

3. 怀孕、生产和新生儿出生对女性生活、工作和事业的影响;

4. 有孩子后家庭结构和身份改变对家庭成员关系的影响;

5. 产前产后体内激素水平的大幅变化;

6. 孕产过程中的变化因素和不确定因素,如每次产前检查的结果,先天异常筛查结果,胎儿动态,自身的健康状态,生产方式和产程的进展,等等。这些变化及其所引发的效应,都影响着准妈妈的心理和生理,继而引发精神卫生问题。因此南瓜妈妈的担心不无道理啊!

（二）孕产阶段容易出现心理问题的情况

虽然孕育新生命是人类的本能,但毕竟是一个重大事件,不仅对孕妇本人,对家人也是。容易出现精神卫生问题的情况有以下几种。

1. 青少年妊娠、未婚妊娠;

2. 非意愿妊娠或初产妇;

3. 婚姻关系不和谐或分居,对丈夫不信任;

4. 不良产史：死胎死产史、习惯性流产史、畸形儿；

5. 精神病史或某种性格特征；

6. 孕期合并症/并发症、手术产；

7. 婴儿生病、虚弱或住院；

8. 经济困难；配偶或家庭暴力,丈夫不良行为；

9. 有重男轻女的思想；

10. 产后缺乏支持、照顾和护理。

孕产期的心理问题,虽然与怀孕和生产过程有关,但不是孤立存在的。与所有心理问题一样,往往有其产生的前因后果,或者本就是原有心理障碍的延续。

（三）孕产期的精神卫生问题非常常见

英国的调查,至少有一半的妇女在孕期或分娩后几天或几周内有情绪低落的经历。产前和产后抑郁如果没有得到有效治疗,则 1/2～1/3 的人再次妊娠分娩时会复发。2011 年世界卫生组织报告的孕产期心理异常（主要是焦虑和抑郁）患病率,在中低收入国家是孕期 15.6%,产后 19.8%；在高收入国家是孕期 10%,产后 13%。

2017 年在上海做的调查显示,从怀孕至产后 6 周的不同阶段,分别有 13%～22% 和 9%～12% 的孕产妇存在轻重不等的抑郁症状和焦虑症状。

（四）孕产期心理问题的影响更大

准妈妈在孕期、产时和产后的心理障碍,不仅影响孕程,产程和生活质量,也对胎儿和新生儿的健康孕育和生长有不利影响。孕期如果有焦虑或者抑郁而没有得到很好缓解的人,更容易有产科并发症,容易产程延长,更容易得产后抑郁症。世界卫生组织报告,如果母亲围产期有心理问题,孩子容易有胃肠功能不好、体重偏低和发育程度低、睡眠障碍等问题。孕期心理保健关乎母子两代人的健康和家庭幸福。

二、 自我保健安度孕产期

进入信息时代，知识的获取已不是问题，关键是学习，并贯注于理念和行动。21 世纪是自我保健为主的世纪。

影响健康的三方面因素，一个是生物遗传因素，这是与生俱来，难以改变的；二是外部环境因素，如社会环境、医疗条件等，这是客观存在的，个人无法左右，有条件的话可以选择；三是内部小环境因素，个人的心理、理念、生活方式和行为，这是自己可以改变的。个人的健康和生命 40% 取决于自己的心理和行为。

做好孕期心理保健，你需要做到以下几点。

1. 了解必要的信息。如知道通过哪些途径可以获取孕产期保健知识，哪里有妇幼保健服务资源以及如何获取，有哪些相关政策和服务？需要帮助时可以求助于谁，等等。

2. 学习并掌握必要的孕产知识。这个非常重要，心里有底就不慌。人最怕的就是不可掌控的感觉，"未知"和不确定是产生焦虑的土壤。预知了怀孕过程会经历些什么，当亲身经历时就不会担心、紧张；知道分娩过程会是怎样，并且按指导做好了准备，那么当分娩一刻来临时，就不会那么慌乱。掌握了相关知识，便可心里有底，能有效预防或减轻焦虑。

3. 学习并运用与自身状态相关的心理健康知识。如孕期需要了解孕产期的心理特点，可能会出现哪些心理问题，如何识别，一旦出现如何应对等；孩子带来家庭结构变化后对夫妻、对家庭的影响，如何调整适应；还要学习婴幼儿心理发育的知识，自己的心理如何随着孩子一起成长。

4. 营造良好的家庭氛围。获得家人关心和支持，包括心理上的支持和生活上的支持。研究显示,有良好照护、家庭和谐的产妇,其产后抑郁症的发生比例要低于没有相关资源条件的产妇。当然,家庭成员间也要相互体贴和关心,而不是一味地寻求照顾。

5. 保持有规律的生活内容和生活节奏。培养并保持良好的生活习惯和生活规律,即便休息在家,即便带宝宝会让一切乱套,但还是需要努力建设和维护生活的节奏和规律,有利于身心调息,精神饱满。

核心信息

孕产期是人生的特殊阶段,一系列的变化会影响女性心理。

孕期及产后出现焦虑和抑郁症状非常常见,可高达 20% 以上。

孕产期容易出现精神问题的情况有以下几种。

1. 青少年妊娠、未婚妊娠;
2. 非意愿妊娠或初产妇;
3. 婚姻关系不和谐或分居,对丈夫/性伴侣不信任;
4. 不良产史:死胎死产史、习惯性流产史、畸形儿;
5. 精神病史或某种性格特征;
6. 孕期合并症/并发症、手术产;
7. 婴儿生病、虚弱或住院;
8. 经济困难;配偶或家庭暴力,丈夫不良行为;
9. 有重男轻女的思想;
10. 产后缺乏支持、照顾和护理。

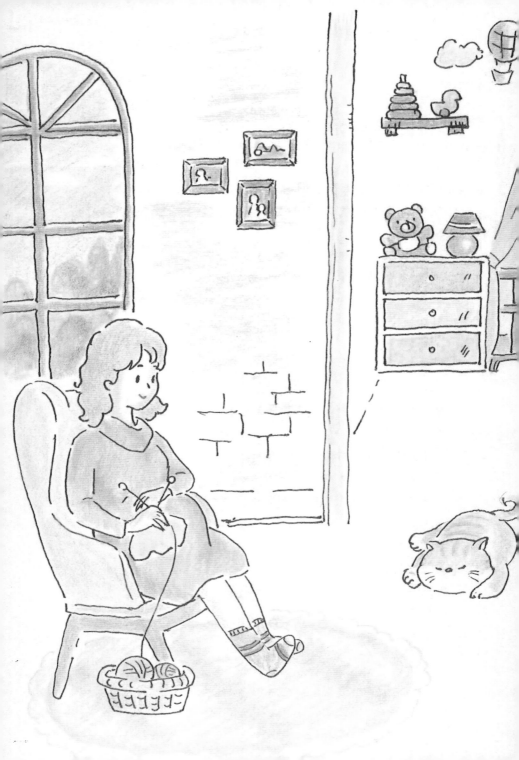

思考题

　　以下是这一章的核心内容提要,你可以参考本章内容和每一节的【核心信息】,试着回答以下这些问题。

- 健康指哪些方面的健全状态?

_____

_____

- 人的身体、心理和社会因素是如何相互影响,相互作用的? 请举例说明。

_____

_____

- 准妈妈心理需要特别呵护的原因有哪些?

_____

_____

- 孕产期自我保健可以做些什么?

_____

_____

(何燕玲)

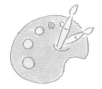

请扫描完成对本章内容的问卷评估，也了解你对本章内容的理解。

　　你的意见对我们很重要，请认真填写！

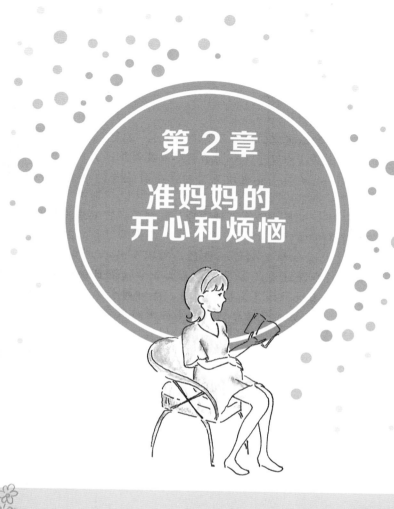

第 2 章

准妈妈的开心和烦恼

对于每一位女性而言，怀孕都是人生大事件。那不仅意味着你的身体里正孕育着一个小生命，更意味着在随之而来的日子里你将会经历身体和心理上的巨大变化。

南瓜妈妈日记-2

2017 年 9 月 3 日　晴

　　亲爱的南瓜宝宝，你来到我身边已经 72 天了。 我发现生活中的很多事情都变了，每天早晨起来我都很不舒服，胃酸、恶心，面对丰富的早餐也没有胃口，平时爱吃的水煮鱼和羊肉串成了完全不能闻到的食物。 白天的时候我都很困，觉得总是睡不够，但是到了晚上睡觉后，我却要经常起来上厕所，弄得整个人非常疲惫。 有一段时间我觉得很沮丧，但是又担心自己的心情会影响到你的健康，所以有些心烦意乱。 后来，医生对我说这是正常现象，几乎每个肚子里住着小宝宝的妈妈都会出现一些不舒服的感觉，等你再长大一点就会好了。 我真的希望你能快点长大，不过那时候我的肚子——就是你住的"小房子"也会慢慢变大，妈妈就会变成一只胖胖的"大南瓜"啦！

　　现在我的心情好些了，虽然还是有各种各样的不舒服，但是想到有你在肚子里陪伴着我就觉得又有了力量。 接下来的日子请你多关照，在妈妈肚子里乖乖长大，不许太调皮哦！

　　P.S. 真想知道你到底是个小公主还是小王子？

爱你的南瓜妈妈

第 1 节　身体上的变化

　　对于每一位女性而言,怀孕都是人生大事件。那不仅意味着你的身体里正孕育着一个小生命,更意味着在随之而来的时间里你将会经历身体和心理上的巨大变化。

一、孕早期

当你知道成为准妈妈的那一刻，内心一定有各种复杂的情绪：欣喜、意外、期待、焦虑，甚至还有些害怕……也许确定怀孕的时候不少准妈妈已经受到早孕反应的困扰，比如：口味改变、孕吐等。身体上的变化会带来更多情绪反应，而且随着肚子里宝宝的不断长大，准妈妈们将不断面临新的挑战：不断长大的腹部破坏了窈窕的身形，尿频和便秘影响了正常的作息，环境和气候的变化引起了对宝宝健康的担忧……诸多的不适仿佛都在提醒着准妈妈们：怀孕这件事，我准备好了吗？

（一）早孕反应

早孕反应是指妊娠 6～12 周出现的不同程度的不适症状。据调查，有一半以上的准妈妈们会出现不同程度的早孕反应，对于首次怀孕的准妈妈而言，早孕反应是不小的心身挑战。常见的早孕反应主要是恶心、呕吐，还包括牙龈发炎、尿频、便秘等。其中大部分症状会在怀孕 12 周后逐渐自然消失。

现有医学研究对早孕反应的确切原因并不清楚，但可以确定的是，它是生理、心理和社会因素共同作用的结果。怀孕初期准妈妈的内分泌系统会发生变化，体内人绒毛膜促性腺激素（HCG）、雌激素、孕激素、甲状腺激素和促甲状腺激素等激素水平的波动，带来了包括生殖、血液循环、泌尿、消化等系统在内的身体器官的改变。除了生理原因之外，心理因素对于早孕反应也有重要的影响。有实验表明，早孕反应的严重程度与准妈妈的不同个性类型有关。假如某个准妈妈恰好具有易焦虑烦躁、缺乏自制力、情绪不稳定等个性特征，往往会出现较为严重的孕吐症状。

（二）体形变化

除了让人不适的早孕反应，很多准妈妈对于体形的变化也很担心。可能你发现原本苗条的身材慢慢变得臃肿，乳房出现增大、胀痛等状况。但这才是刚开始，到了孕中期、孕后期会更加明显。当然，孕期体形变化是每位准妈妈必经的过程，妈妈的身体是宝宝最初的房子，当宝宝不断长大，妈妈的"房子"也会不断自我升级，为的是给宝宝一个更舒适的家。

（三）生活习惯改变

怀孕初期，准妈妈常常会感到精神不济，动不动就想睡觉。因为怀孕后你的新陈代谢增加，荷尔蒙也产生了变化，使得体内热量消耗快、血糖不足，都是嗜睡的原因。另外，刚怀孕时也会过于焦虑，心理层面的影响也可能大过生理层面。担心胎儿健康、自己身材走样等，抱持着既期待又怕受伤害的心情，也会让你感到疲惫不堪。很多准妈妈还会发现自己在怀孕后口味改变了，就像南瓜妈妈的日记里说的那样，原本自己喜欢吃的水煮鱼和羊肉串变成了倒胃口的食物。

以上这一系列的变化会让准妈妈原本习以为常的生活发生改变，造成一些准妈妈在怀孕早期对于未来可能会产生很多不确定感，觉得焦虑和担心。一个新生命的孕育和成长本身就充满了很多新的变化和挑战，你不妨把这些变化当作宝宝发出的提醒信号。

亲爱的妈妈，因为我住在你的身体里才带来了这些不舒服的变化和反应，虽然让你难受了，但请你暂时忍耐一下，因为这些都是我不断长大的表现。请你一定调整好身心，好好爱惜和保护自己，这样我才能健康地长大！

二、孕中晚期

南瓜妈妈日记-3

2017 年 1 月 12 日晴

　　亲爱的小南瓜，你越来越大了，妈妈前几天在 B 超屏幕里看到了你，医生说你已经比一个柚子还要大，等你长到了小西瓜的大小，就能正式和我们见面啦！

　　妈妈有时候既期盼见到你，又有点担心那一天的到来。我不知道自己在临产的时候会面临怎样的状况，不知道那个过程到底有多痛；不知道你出生后我能否和你爸爸一起给你足够好的照顾；有时候我也有点怀念以前没心没肺的日子，不像现在连晚上睡个觉都不太安稳（不过很多人告诉我，你出来后我会睡得更不安稳的！☹）。 好在我并不是一个人在面对这些情绪。 你的爸爸也和我一起在经历这些变化，还有你的外公外婆、爷爷奶奶，他们也在很努力帮助我们做好准备，迎接你的到来。 每次去产检的时候，医生和护士看起来那么喜欢你，这让我也松口气，感觉你是被很多人祝福和护佑的。有时候还会暗暗和你爸爸商量，未来是不是要给你再生个弟弟或妹妹。☺

　　无论如何，亲爱的宝贝，这趟遇见你的旅程从始至终并不只属于我们两个人。 希望你有一天会明白，在我们背后有许多关爱在乎的人在支持和祝福我们。

　　　　　　　　　　　　　　　　　　　　爱你的南瓜妈妈

　　经过早孕反应和一系列心身变化的考验后，准妈妈带着宝宝进入了相对平稳的孕中晚期。在孕中期（孕 13 周～27 周）及孕晚期（孕

28 周～40 周)，你身体会发生一系列变化：一方面，准妈妈的体重迅速增加，在怀孕期间体重将增加 12～14 千克，其中 60％ 甚至更多都是在孕中期增加的，同时体内皮下脂肪的储存量也在迅速增长；另一方面，胎儿也在孕中、晚期迅速发育，胎儿除了迅速增长体重外，一些组织器官还在继续分化，已经分化的则在形态增长的同时，完善自己的功能，特别是神经系统的发育。孕晚期的准妈妈体内各器官系统的代偿能力更接近于极点，是妊娠并发症容易发生的时期，也是妊娠合并症容易加重的时期，这些都会给准妈妈本身和胎儿造成危害，并直接影响到母婴的安危。

（一）腹部增大明显

随着胎儿的生长，加之逐渐增多的羊水，子宫逐渐增大。子宫由非孕期的 50 克重量及 10 毫升的容积，发展到孕末期的 1 000 克重量及 5 升的容积。孕早期子宫的增大主要缘于雌孕激素，孕 12 周之后则由于内容物的压力。在整个孕期子宫肌肉纤维的新生是非常有限的，主要是原有细胞的增大和纤维组织的增生。早期肌壁增厚，至孕晚期又逐渐变薄。逐渐增大的子宫靠近腹前壁，将肠管排挤至腹两侧及后方，甚至升及肝脏。子宫峡部在非孕期的长度是 1 厘米，在孕期逐渐伸展拉长，到临产时可伸展至 7～10 厘米，成为产道的一部分，称为子宫下段。

（二）尿频

接近妊娠晚期的时候，胎儿的先露部（即胎儿最先进入骨盆入口的部分，正常情况下是头部）逐渐进入骨盆入口，继而压迫膀胱，使准妈妈常有尿频的感觉。加之夜间平卧后，白天潴留在下肢的水分逐渐回流至体循环，经肾脏排泄，故使得夜尿次数增加。

（三）胎动

在妊娠晚期，自我检测胎动是非常重要的。一般建议准妈妈每天在早、中、晚三个时段安静地计数腹中胎动，正常情况下，每小时在3～5次以上。当然，每一个宝宝都有其运动的习惯，如果相对于自己宝宝既往的胎动情况，次数和幅度变化在50％以上时，要提高警惕，及时就医。

（四）水肿

到了妊娠晚期，大部分准妈妈都会伴有下肢水肿，一般在午后加重，第二天晨起明显减轻或消退。如果出现每周体重增加500克以上，或水肿不消退，甚至延及面部等情况均需及时就医。

（五）宫缩

自妊娠中期开始，可以出现不规律无痛性宫缩，临近分娩的时候次数可以增多，尤其是在夜间。

（六）体重增加和腰腿痛

体重增加是比较明显的，因为胎儿正处于生长发育比较迅速的时期，加之体内各器官系统的代偿，此阶段的体重平均每周增加约500克。由于受孕期激素和身体重心改变的影响，妊娠晚期准妈妈可以出现腰背疼痛，如果增大的子宫压迫一侧坐骨神经，还可以出现受累侧下肢疼痛。

（七）各器官系统的相应代偿性改变

1. 血液系统。血容量自妊娠6～8周开始增加，至妊娠32～34周时达到高峰，约增加30％～45％。血浆和红细胞均增加，平均增加1500毫升，但血浆增加的幅度大于血球的增加。血红蛋白、红细胞数以及血球压积可有轻微下降。正常孕期白细胞数量大约在5 000～12 000/毫升。

2. 循环系统。膈肌上升，心脏发生变位。即心脏向左、向上、沿长轴旋转，心尖部较非孕期移向外侧约1厘米。放射线显影心脏轮廓增大。正常孕期血容量、准妈妈体重及基础代谢率增加时，动脉压和血管阻力是降低的。静息状态半卧位时心输出量从妊娠10周开始即明显增加，随着妊娠的发展不断增加，至孕32～34周达到高峰，较非孕期增加30%。妊娠早期及中期血压偏低，在妊娠晚期血压轻度升高，但一般收缩压无变化，主要是舒张压升高。

3. 呼吸系统。妊娠期胸廓改变主要为肋膈角增宽、肋骨向外扩展，胸廓横径及前后径加宽，使周径加大。肺活量、呼吸频率无明显改变。潮气量增加39%、每分钟换气量增加40%。由于膈肌的上升，功能残气量减低20%。上呼吸道黏膜增厚，轻度充血水肿，使局部抵抗力降低，容易发生感染。

4. 泌尿系统。受孕激素影响，肾盂、输尿管扩张。肾小球滤过率增加50%，肾血流量增加35%。血肌酐和尿肌酐降低。由于肾小球滤过率增加，尿糖可以阳性。由于子宫的压迫，可以出现轻度的肾盂积水，尤其是在右侧。

5. 消化系统。受大量雌激素影响，齿龈肥厚，易患齿龈炎致齿龈出血。由于激素及机械性因素使胃排空延迟、小肠蠕动变缓。肝不增大，功能和结构无明显改变；血浆白蛋白降低。胆囊收缩功能减弱，残余体积较非孕期增加。

三、 特别的烦恼

我们可以看到，孕早期的心理变化往往都是伴着早孕反应发生的，当准妈妈开始出现恶心、呕吐、食欲不振等症状时，焦虑、抑郁等情绪也随之出现。此时她们的内心也充满了各种问题。

1. 我的妊娠反应这么大，后面怀孕生产过程会顺利吗？ 我真的有能力孕育一个健康聪明的小宝宝吗？

2. 我周围有很多对胎儿不利的东西，比如空气污染、噪音、药物、二手烟、电脑、复印机等，会不会导致胎儿畸形呢？

3. 现在是怀孕的最佳时机吗？ 宝宝的预产期在冬天，照顾起来会不会特别不方便？

4. 我的事业正处在上升期，生孩子会不会让我错过很多工作机会？

5. 怀孕生产会让我的身材走形，我的丈夫还会一如既往地爱我吗？

随着新生命的孕育，各种各样的问题会让准妈妈倍感压力，对未来产生不确定感。这种想法可能会冲淡怀孕带来的喜悦，引发各种负性情绪，严重的还会引发恐惧、忧虑、抑郁、神经症等心理问题或疾病。

核心信息

怀孕期间会发生的生理变化

孕早期	孕中晚期
早孕反应 体形变化 生活习惯改变	腹部明显增大 尿频、胎动、水肿、宫缩 体重增加和腰腿痛 各器官系统的相应代偿性改变

第 2 节　心理上的变化

通过第一章的内容我们知道：身体和心理是相互影响的，心身健康不可分割。准妈妈们的孕期健康也是如此：孕期各种身体反应、生活改变、产前检查，及宝宝出生前的很多准备工作等，势必带来情绪波动，引起一系列的心理变化。

一、孕早期

怀孕期间体内激素水平的显著变化，可以影响大脑中调节情绪的神经传递素的变化。在怀孕 6～10 周时，准妈妈们将初次经历这些身心改变。因此，当你开始感觉比以往更容易担心、急躁、情绪更容易波动或低沉时，应注意提醒自己，这些都是怀孕期间的正常反应，以免为此陷入痛苦和失望的情绪中不能自拔，因此影响到人际交往。

无论对于计划内怀孕或是意外怀孕的准妈妈，在妊娠最初的 3 个月的情绪体验可能都会充满了矛盾和波动。很大一部分人像南瓜妈妈一样，是想要怀孕并非常期待有自己的宝宝。她们在怀孕初期往往充满甜蜜和期待，幻想着腹内小生命的模样，沉浸在即将做妈妈的幸福之中。但随之而来的可能还有对胎儿健康和生产的担心、对分娩痛苦的恐惧以及对未来养育孩子的焦虑。

还有一部分准妈妈是意外怀孕的，这可能会给她们带来更多的担忧和顾虑。她们面临的处境可能并不适合养育一个宝宝，比如住房或经济条件不理想、还处于学习或事业的发展期，或者夫妻俩还没有做好生孩子的准备，等等。在这样的情况下，内心一定既矛盾又烦恼，她们可能会想：养育孩子是很不容易的事情，要花费巨大的时间、精力和财力,以后我有能力教育好宝宝吗? 同样,她们也会担心孕期安全、分娩、胎儿健康等一系列问题,从而产生压抑和焦虑的情绪。

总之,这最初的3个月中准妈妈会出现各种各样的矛盾体验,我们常听一些准爸爸抱怨:妻子自从怀孕后变得喜怒无常,会莫名其妙发脾气,或者心情低落。这都是正常的孕期心理反应,家人应给予更多的关怀和安慰,不必过分担心。

二、 孕中晚期

一般情况下,妊娠中期准妈妈心理状态比较平稳。从不适应到逐渐适应了正常妊娠的生理过程,感觉良好,表现为:宽容、友善、富有同情心、主动关心别人、心境良好、对周围的一切都感到非常美好,对未来的生活充满了希望。胎动使准妈妈确实感觉到小生命的存在,"胎儿是一个独立的人"的观点逐渐增强了,这是母子关系的开始。

平静的妊娠中期过后是活跃的妊娠晚期,这一阶段准妈妈会更注重即将为人母的实践。妊娠晚期是等待的时期,同样也是充满希望的时期。她们准备着胎儿的出生和成为母亲,注意力集中在即将来临的婴儿身上。胎儿的活动和子宫的增大都证明胎儿生长情况良好。很多准妈妈希望医生和亲人围绕在她们周围,制订各种计划迎接孩子的出生。妊娠晚期仍有许多忧虑和恐惧。父母期待着胎儿生长,向往孩子的出生,但同时对孩子可能有智力或身体缺陷存在担忧。准妈妈的注意力转向自己和孩子的"安全通道"(平安的分娩过程),害怕疼痛和损伤,关心产程中自己的行为及可能出现的失控。另外,她们会觉得怀孕使自己变得笨拙、丑陋、邋遢,更需要丈夫的关爱。

孕晚期妇女的功能状态处于明显低水平,包括身体功能、社会功能及活力等。此阶段胎儿迅速生长发育,准妈妈心理负担加重。由于腹部膨大、活动受限，子宫压迫膀胱和肠道产生尿频、便秘，使准妈妈心烦，易激惹。此外，由于预感临产期将至，又无法避免和应对而产生恐惧和担忧，害怕分娩时疼痛、出血多，更怕难产，担心胎儿有危险等，这些可能给准妈妈造成巨大的心理压力，情绪不稳定，精神上感到压力。准妈妈的这些焦虑抑郁情绪可能主要以躯体化症状表现出来。孕晚期一般健康问题的发生，依次为睡眠障碍、容易疲倦、便秘、食欲减退。孕晚期各种负性情绪的发生，依次为情绪不稳定、紧张焦虑、易哭、心悸不安、忧郁、易激惹。孕晚期负性认知问题的发生，依次为生活空虚、自责、猜疑等。其他还有性兴趣减退、能力减退、思考困难、兴趣丧失、决断困难。以上各项绝大部分与产后抑郁的发生有关。

三、 对胎宝宝的影响

　　妊娠期心理状况不仅和准妈妈们的身心健康有密切关系，同时也对胎儿的健康发育有重要的影响。虽然准妈妈与胎儿的神经系统没有直接联系，但当你情绪变化时，能激活自主神经系统，由神经系统控制的内分泌腺就会分泌出多种激素，这些激素通过血液循环进入胎盘，使胎盘的血液成分发生变化，从而刺激胎儿的活动。有研究发现，准妈妈在发怒时，体内激素会增加，通过胎盘影响胎儿，导致白细胞减少，免疫力和抗病力会降低。准妈妈经常发怒，妊娠早期可增加胎儿发生唇裂以及其他器官畸形的风险；妊娠后期则会增加胎动次数，导致流产、难产风险增高等。准妈妈的不良情绪，还会影响自身循环系统和消化系统的功能，还有可能引起高血压、末梢血管收缩以至于影响胎儿的氧供应，给胎儿的大脑发育造成影响，严重的还会导致胎儿死亡。据统计，如果准妈妈情绪长期过度紧张，如常处于发怒、恐惧、痛苦、惊吓、忧虑等情绪状态中或受到严重刺激，将对胎儿下丘脑造成不良影响，致使日后患精神病的概率增大。即使能够幸免,往往出现低体重儿,此类婴儿好动、情绪不稳定、易哭闹、消化功能紊乱发病率增高。

因此,准妈妈在孕期保持身心健康至关重要,积极的情绪可以增加血液中有利于健康的化学物质,有利于母婴健康。准妈妈要关注自己孕期的心理状态,家人也要给予更多情感上的关注和支持。如果想要一个健康活泼的宝宝,最好能发现心理和情绪问题,及时进行心理调适,必要的时候可去专业医疗机构求助。

核 心 信 息

怀孕期间的心理变化

孕早期	孕中晚期
焦虑 抑郁 过分担心 矛盾心理	孕中期心态较平稳 孕晚期出现忧虑和恐惧 临产前出现焦虑、抑郁、易激惹和躯体化症状等

第 3 节 烦心、伤心事,这样化解

一、 敏感、抑郁、焦虑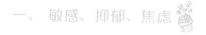

怀孕带来的意外、喜悦、紧张、担忧等复杂情绪都是孕期的常见

心理反应,这些情绪更常见于早孕反应特别严重者、非计划的意外受孕者、未婚妊娠和有流产先兆者。而情绪的多样化和交替出现,则让准妈妈在孕早期面临情绪不稳定、易受外界影响、波动较大等问题。孕早期常见的不良情绪包括以下几种。

（一）孕期敏感

症状：非常黏着老公和其他家里人。常常能敏感地感觉身体的细微变化,把小毛病放大成严重的症状；常常觉得家人对自己"疏忽"和"怠慢",会以哭闹等行为引起家人的注意。变得敏感、脆弱、焦虑,容易流泪,思想容易走极端。

原因：引起敏感的原因有很多,身体方面,既有自己不熟悉各种妊娠反应的原因,也可能是生理原因产生的症状；心理层面,从少女角色转变为母亲角色,内心还没有准备好,将焦虑转嫁给最亲近的人。

（二）焦虑

症状：常感心慌不适,过分担心,对自己的身体能否胜任孕育胎儿的任务、害怕胎儿畸形、害怕流产等,对任何药物都会拒之千里。

原因：由于体内的肾上腺皮质激素分泌较亢进、孕前心理准备不充分、现实生活的压力、妊娠和分娩带来的种种应激反应等,就有可能对前途和未来的生活没有信心,从而出现各种不安。

（三）抑郁

症状：心境低落,对任何事情都无兴趣,急躁,容易发脾气,主动性降低,动力不足；无价值感,无能力感；记忆力下降；严重者会感到绝望甚至产生自杀的念头；身体也会出现不适：活动减少,性欲降低；食欲减退,或者暴饮暴食；便秘,腹泻,头痛,胸闷,胸痛,心慌等。

原因：孕期激素水平的变化、孕期身体的变化、活动受限、家庭关系不和谐、准妈妈本身的性格因素、现实生活事件等。

（四）情感不稳

症状：情感稳定性差，情绪容易波动起伏，喜怒哀乐极易变化，从一个极端波动到另一个极端，让人觉得喜怒无常、变化莫测。特别要注意与外界环境和刺激不匹配的情绪反应。

原因：由于体型变化和运动不便，准妈妈常会感觉到情绪低落或焦虑，在日常生活和人际交往中会变得更加敏感；也更需要身边的人给予理解和包容，当这些情感需求得不到满足时往往会出现情绪变化。

（五）躯体化症状

症状：躯体化是指一个人本来有情绪问题或者心理障碍，但却没有以心理症状表现出来，而是转换为各种躯体症状。睡眠、疼痛等各种看似器质性的疾病随之而来，其实相当一部分是因为怀孕这个重要的生活事件带来的压力导致的。

原因：我们在第一章谈到心身健康是相互作用的，作为社会化的动物，人类的健康是受到"生物、心理、社会"三方面因素的相互作用和影响。如果某人在心理或社会层面出现问题却又无法表达和解决，往往会通过身体来表达，这就是躯体化症状产生的原因。

（六）睡眠问题

症状：睡眠节律改变，如入睡和起床时间的变化，睡眠时长的减少或增加等；睡眠质量差，醒后仍感疲惫不堪；失眠，如入睡困难、睡眠浅、早醒等。

原因：孕期激素水平的变化以及身体的变化可能会引起睡眠障碍；情绪的变化也会伴发睡眠问题。

延伸阅读

　　一项针对上海地区孕产妇的调查显示，15％的准妈妈在孕早期会出现抑郁情绪，还有 9.6％的准妈妈在怀孕初期会受到焦虑问题的困扰。在另一项针对全国 11 个省市孕产妇的调查中，数据显示：低学历、非计划妊娠，以及家庭支持缺乏的准妈妈更容易发生焦虑和抑郁问题。

二、做好准备，开心养胎

　　有心理准备的准妈妈相对于没有做好准备的准妈妈而言，孕期的生活会更加顺利，早孕反应也会相对减轻；孕早期拥有良好的心理状态和平稳的情绪，对于胎儿在母体中的健康生长有促进作用。

　　对于不良情绪的调节方法一般分为两类：自我调适和寻求支持。准妈妈进行自我心理调适可以从以下几个方面入手。

（一）掌握妊娠及胎儿宫内发育知识，改善认知

　　定期产科检查，及时了解妊娠及胎儿宫内发育情况，能够有助于减轻准妈妈焦虑情绪。参加孕妇课堂或相关讲座，不仅能够对妊娠过程中的正常或异常生理现象有所了解，从而能够正确对待这些生理现象并坦然处之，减少不必要的紧张和恐慌。与其他准妈妈的积极交流也有助于准妈妈获得一定程度上的心理支持，减少恐慌。

　　人们的许多情绪困扰并不是由外部刺激直接引起的，需要经过

个体对事件的认知和评价。同样一件事情，从不同的角度去看待，就会有不同的情绪体验。在孕期，准妈妈们会遇到各种新的问题和挑战，当感觉困惑的时候，不妨换一个角度去看问题，避免陷入不良情绪的困扰。

（二）关注情绪状态，自我觉察

孕中晚期，伴随准妈妈自身生理、心理变化及胎儿的生理变化，准妈妈们出现相应的情绪波动是非常常见的，可以通过焦虑、抑郁及睡眠等自测量表（详见附录一）来监测情绪波动的严重程度，从而让准妈妈们对自身情绪进行主动监测和管理，并能够在一定程度内增强自身对一些焦虑、抑郁情绪的觉察、耐受和调节，从而减轻相应不良情绪及其危害。当发现焦虑、抑郁情绪时可及时向专业机构求助，及时获得帮助。

（三）适当宣泄，改善身心

采用适当的、无伤害的方法，把不愉快的情绪宣泄出来，也可以减轻或消除不良的情绪。准妈妈遇到问题的时候不要都放在心里，应该把不良情绪带来的负能量释放出来。比如找朋友倾诉烦恼、做些感兴趣的事情、伤心的时候让自己哭一场，等等。同时，科学的孕期锻炼可以帮助准妈妈缓解躯体不适，改善心理状态。孕期锻炼需要在产科医生评估后进行。孕期瑜伽和孕期体操可以在专业人员指导下进行。

（四）积极的自我暗示

自我暗示是运用内部语言或书面语言的形式来自我调节情绪的方法。积极的自我暗示是很有必要的，比如经常告诉自己"这些困难只是暂时的""我的情况一定会越来越好"等，努力挖掘自己的长处及优点，可以让自己尽快恢复快乐和自信。

（五）各种自我放松技巧

通过练习各种放松技巧来改善情绪也是一种很有效的方法，常见的自我放松技巧包括：音乐放松、呼吸放松、肌肉放松和意念放松等。比如音乐放松，借助不同节奏、旋律的乐曲起到对情绪调节作用。欢快的乐曲可以使人轻松愉快，舒缓的乐曲可以使人安静放松。在听音乐的同时也可以配合腹式呼吸进行呼吸放松和肌肉放松，能够更好地达到舒缓身心的作用。

本书附有讲座音频和练习资料，其中有孕期各类自助放松技巧（见附录三、四），准妈妈不妨学习一下。

（六）建立社会支持系统

人生活在各种社会关系交织的网络之中，需要与周围的人互相支持、互相帮助才能更好地发展。我们赖以生存的社会网络包括三个层次：第一层是家人或和家人一样亲密的人，如父母、配偶、兄弟姐妹或子女等；第二层是如同亲属一样有密切交往或联系的人，如好朋友、关系好的邻居或同事等。第三层是所处的生活环境和所在的组织机构，如工作单位、医疗结构、社区、社会团体等。

构建完善的社会支持系统，对于每个人的心理健康都很重要，特别是处于孕产期的准妈妈。比如：夫妻间可以彼此交换心情日记。可以用文字的方式书写出自己的体会、感受与担忧，这会增进双方的感情与理解，或者在适当的时候留张纸条诉说对对方的感激与爱意，这些都可缓解孕妇紧张焦虑的不良心态。

当自我调适不能很好地帮助你摆脱不良情绪的困扰时，可以去寻求朋友、社会组织等各种社会支持，如果情况严重也可以到专科机构寻求心理治疗师或精神科医师的帮助。

孕育一个新生命是一件非常伟大的事情，在这个过程中往往充满着很多酸甜苦辣的经历。怀孕过程中准妈妈面临着身体和心理上的挑战：早孕反应打乱了习以为常的生活规律，各种和宝宝相关的现实问题带来内心的焦虑和抑郁，也许还会受到躯体化、睡眠障碍等一系列心身问题的困扰……准妈妈们难免会觉得紧张和担忧。

通过这一章的阅读相信你已经了解到：这一切其实没有什么大不了，因为都是初为人母必经的过程。了解这个阶段可能出现的心身问题，积极进行自我调适，必要的时候及时到专业医疗机构就诊，就可以帮助准妈妈们平稳度过孕期。

核心信息

- 怀孕期间会出现这些常见的心身问题：孕期敏感、焦虑、抑郁、情感不稳、躯体化症状、睡眠问题。
- 当感到心身不适时，准妈妈可以这样进行自我调适。
1. 掌握妊娠及胎儿宫内发育知识，改善认知；
2. 关注自身情绪状态，增强自查；
3. 适当宣泄，改善身心；
4. 积极的自我暗示；
5. 各类自我放松技巧；
6. 建立社会支持系统。

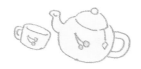

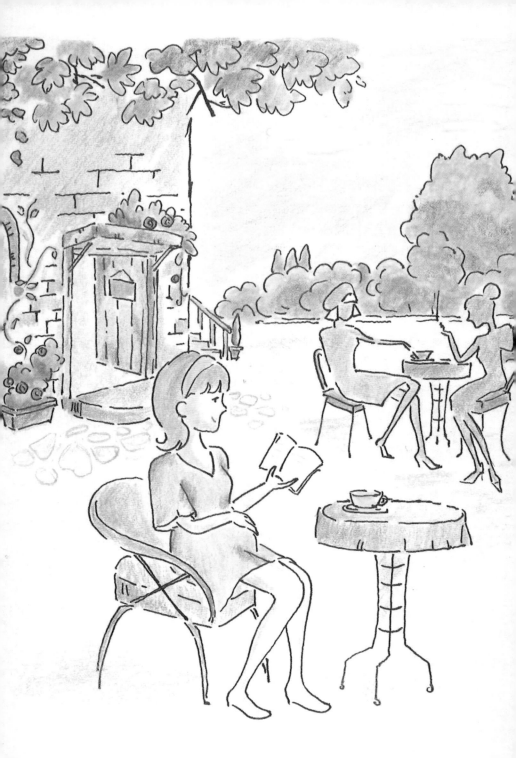

思考题

　　以下是这一章的核心内容提要,你可以参考本章内容和每一节的【核心信息】,试着回答以下这些问题。

　■ 进入孕期,准妈妈的生理变化有哪些?

_____

_____

　■ 孕期的心理会发生哪些变化? 你体验到这些变化了吗? 记录你的变化?

_____

_____

　■ 在怀孕过程中容易出现哪些情绪问题,如何进行自我调适呢?

_____

_____

（李黎,王兰兰）

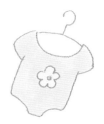

请扫描完成对本章内容的问卷评估，也了解你对本章内容的理解。

你的意见对我们很重要，请认真填写！

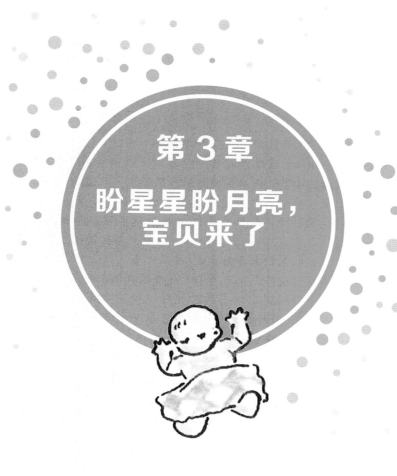

第3章

盼星星盼月亮，宝贝来了

十月怀胎，一朝分娩。经过数月漫长的等待，你终于要和宝贝见面了。了解这一人生最重要时期的身心变化，不仅能帮助平安地生产，而且能护佑宝宝顺利地开启人生。

南瓜妈妈日记-4

2018 年 3 月 29 日　多云

　　亲爱的宝宝，此刻你正安静地躺在我身边。经过一天一夜的疼痛和担心，我终于把你安全地带到这个世界了！看着你甜甜入睡的小脸，妈妈觉得特别特别温暖、幸福。

　　你出生前的最后这段时间真是非常难熬，随着你在妈妈肚子里一天天长大，妈妈的身体也越来越笨重，连晚上睡觉时翻身都特别吃力。你爸爸和外公外婆也都很紧张，早早就把我们去医院的东西准备好了。谁知你真的比预产期提前了好几天就迫不及待地想出来看看，这可让我们都吓了一跳！

　　前天中午妈妈正在看书的时候肚子就忽然疼起来，一阵一阵越来越疼。同时我也感觉到你在肚子里不耐烦地动来动去，像是催促我赶快去医院，让医生们把你接出来似的。还好你出生的过程还是很顺利的，虽然让妈妈痛了一宿，但是在我们一起努力下,昨天早上我终于听到了你第一声哭声。那个时候妈妈也哭了，等了这么久我们终于见面啦！

爱你的南瓜妈妈

第 1 节　迎接宝贝的到来

一、临产先兆别紧张

　　产科有一个围产期的概念,是指怀孕 28 周至产后 1 周这一分娩前后的重要时期。围产期保健是指产前、产时和产后的一段时间内，对母亲、胎儿和新生儿进行一系列的保健工作，使母亲健康和胎儿、新生儿的成长发育得到很好的保护，降低婴儿及母亲的发病率和死亡率。可以说，这是一个风云多变的时期。

十月怀胎，一朝分娩，出现预示不久将分娩的症状，称为临产先兆。

1. 腹痛。腹痛一般由子宫收缩引起，绝大部分的产妇是以腹痛的形式表现出来，也有少数人以腰酸的形式表现出来。它的特点是腹痛持续时间短（小于 30 秒）且不恒定，间隙时间长且不规律，腹痛的强度也不增加。

2. 见红。大多数的孕妇在临产前 24～48 小时内（少数一周内），因宫颈内口附近的胎膜与该处的子宫壁剥离，毛细血管破裂导致少量出血，与宫颈管内黏液混合，经阴道排出，称为见红，是分娩即将开始比较可靠的征象。

3. 胎儿下降感。多数孕妇自觉上腹部较前舒适，进食量较前增多，呼吸也较前轻快，是因为胎头下降进入骨盆，子宫底位置下降所致。

4. 破水。在接近预产期前后，孕妇会发现突然阴道内有尿样液体流出，有时仅感外阴较平时湿润。破水的特点：没有疼痛的感觉，流出的水较多，一般为无色或淡黄色，必须立即就医。

二、 分娩过程别慌张

分娩过程即总产程，从开始出现规律宫缩直到胎儿胎盘娩出的全过程，可分为三个产程。

第一产程：又称宫颈扩张期。指临产开始直至宫口完全扩张即开全（10 cm）为止。初产妇的宫颈较紧，宫口扩张缓慢，需 11～12 小时；经产妇的宫颈较松，宫口扩张较快，需 6～8 小时。

第二产程：又称胎儿娩出期。从宫口开全到胎儿娩出的全过程。初产妇需 1～2 小时,最迟不应超过 4 小时。经产妇通常数分钟即可完成,也有长达 1 小时者。

第三产程：又称胎盘娩出期。从胎儿娩出后到胎盘胎膜娩出的全过程,一般需 5～15 分钟,不应超过 30 分钟。

三、 产后 2 小时别大意

胎儿娩出后,产妇产道和身体的变化在继续进行着,潜在的危险依然存在,你的家人需要协助你密切观察。

1. 生命体征。体温,脉搏,呼吸,血压,神志,语言表达等。

2. 宫缩及恶露。宫缩的好坏,直接影响出血的多少,是我们观察的重点;恶露,也就是产后从阴道流出的血。我们要观察色、质、量,一般较月经量稍多。

3. 会阴伤口。观察有无渗血,血肿,压痛等。

4. 膀胱充盈情况。如果膀胱胀,会反射性引起子宫收缩乏力,导致大出血。所以,要及时排空小便。

5. 哺乳。产后一小时内给新生儿做亲肤接触,第一次哺乳时可以请护士做母乳喂养指导。

在整个分娩过程中,准妈妈们可能因为胎儿状况、自身体质特点以及其他外界原因,遇到很多不适或意料之外的情况,如疼痛、产程进展较慢、胎位不正造成的难产等问题,在这样的情况下,更需要保持一个平稳的心理状态,配合医生的安排,以助于平安生产。下一节我们一起来了解分娩期的心理变化。

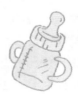

核 心 信 息

产程一般分第一产程（宫颈扩张期）、第二产程（胎儿娩出期）和第三产程（胎盘娩出期）。

正常情况下，产妇入院待产时间这样掌握。

1. 初产妇：有规律宫缩，5～6 分钟一阵，持续 20 秒左右；或破水；或见红多。

2. 经产妇或做过大月份引产的人则要早些入院。

第 2 节　减轻分娩的痛苦

面对分娩的痛楚和产程的不确定性，准妈妈们尤其是初产妇难免会出现情绪波动和各种担忧：焦虑、恐惧、悲伤等不良预期导致的负性情绪，会影响产程和新生儿的健康。

一、矛盾、紧张、孤独

1. 矛盾的心理。准妈妈在分娩期是处于一种矛盾的心理状态。一方面对即将出生的小生命抱着期待喜悦的心情。另一方面又对即将来临的分娩心生恐惧、忧虑和紧张，担心分娩不顺利、担心胎儿安危以及婴儿未来的抚养等。

2. 恐惧和焦虑。分娩作为重大的生活事件成为产妇心理、生理的应激，剧痛又是实实在在的身体应激。分娩是否顺利，与其对分娩过程的认知水平高低密切相关。多数初次生产的准妈妈们，由于没有分娩经验,对即将到来的分娩感到紧张、恐惧、焦虑不安,因此在产程中表现紧张不安、拒绝饮食和休息、哭闹不停、情绪不稳定。另有些人缺乏自信,思想上不接受阴道分娩,因疼痛和担心而要求进行剖宫产术。

　　3. 陌生和孤独。产房陌生的分娩环境、周围待产妇痛苦的呻吟或哭喊都形成一种刺激;大多数医务人员对产妇痛苦的喊叫早已习以为常,往往不能完全照顾到初次生产的准妈妈们的感受,再加上连续数小时的宫缩痛,让人一直处于强烈不安的紧张状态,会感到孤独、恐惧和焦虑。

　　4. 悲伤的情绪。有些准妈妈因自身疾病、胎儿畸形或其他原因必须终止妊娠时,会感到悲伤、痛苦。此时,她们最需要的是一个有同情心的倾听者让她们发泄愤怒、无助和悲伤的情绪,从而缓解超负荷的心理压力。

二、看看其他人在担心什么

　　了解其他孕产妇的心理困扰,阅读专家的解答,可以帮助你缓解不良情绪。

我能否顺利分娩?
绝大多数孕妇都能顺利分娩。
我会不会早产?
早产有自发性早产和医源性早产两种,以自发性早产为主,约占70%。医源性早产指孕妇或胎儿合并严重并发症,需要提前分娩而发生的早产。我国早产的发生率大概在7%～8%,各地区有差异。即使早产了,根据目前的医疗水平,孕30周以上的新生儿均能生存下来。

分娩时我会不会有生命危险?

我们国家的生育安全率已赶上发达国家,做好孕期保健,一般不会有生命危险。

生宝宝时会不会忍受不了疼痛?

每个人的痛阈不同,如果你对疼痛特别敏感,可选择镇痛分娩。

生出来的宝宝会不会畸形?

绝大多数出生的宝宝都是正常的,但确实也存在一定的概率。出生缺陷的发生有显著的地域和人群特点,不同国家、地区以及人群间有显著差异。我国总出生缺陷发生率为 1.53%,前三位类型是先天性心脏病、多指(趾)和唇腭裂。只要你按医嘱做好孕期检查,一些大的胎儿畸形产科筛查能够发现,通过优生引产予以阻止。即使出生的宝宝有一些小的缺陷,根据目前的医疗条件,大部分能够治愈。

宝宝会聪明、漂亮,还是又笨又丑?

聪明、漂亮一般和遗传有关。

宝宝能健康快乐地长大吗?

只要有一个和睦的家庭环境,科学喂养,宝宝一定会健康快乐地成长。

我能带好宝宝吗?

只要有一颗想带好宝宝的心,学好科学喂养宝宝的知识,边学边用,一定能带好宝宝。

阴道分娩后性生活能否和谐?

分娩期的阴道极度扩张,便于胎儿娩出。分娩后,阴道基本会恢复原样,不影响性生活。

宝宝是男还是女啊?

传统的重男轻女思想会加重孕妇对胎儿性别的担心。随着时代的发展,越来越多的人开始接受男女平等的观念,但潜意识里对胎儿性别的偏好会加重孕妇的焦虑。

对于每个准妈妈而言,分娩期的确是一个有着巨大身心压力的非常时期,但是随着平安分娩,压力源消失之后,身心体验将会慢慢好转,准妈妈也将升级为真正的母亲。因此更需要调整好心态,迎接自身的新角色和新生活。

核心信息

分娩期产妇会有这些心理状况：矛盾的心理,恐惧和焦虑,陌生和孤独,悲伤的情绪。

第 3 节 万一出现了心理问题

一、"六不要"预知、预防

1. 不要忧虑和紧张。有些产妇性子急,未到预产期就急切盼望早日分娩,到预产期后更是焦虑不安,甚至乱用催生药物,这种心情也会给分娩带来不良影响。预产期不是一个固定的日子,而是一个时间范围,提前三周或延迟两周分娩都在正常范围。

2. 不要粗心大意。少数产妇和其家庭粗心大意,到了妊娠末期各种准备仍不充分,临产时手忙脚乱,容易发生各种意外。有少数孕妇已接近预产期,还乘坐车船到异地,由于车船的颠簸劳累,途中发生意外分娩,威胁母子生命安全。故孕妇临近预产期最好不要远行。

3. 不要疲倦劳累。充沛的精力是保证孕妇顺利分娩的重要条件。临产前如果精神或身体处于疲惫状态,或将影响分娩过程。所以孕妇分娩前两周,生活要规律,吃好休息好,养精蓄锐,静候分娩。

4. 不要忧愁苦闷。有些孕妇临产前心情不好,处于悲伤、忧愁状态,这种消极情绪也妨碍顺利生产,应努力避免与消除。有些孕妇的精神压力来自她的家人——丈夫或公婆。他们盼子孙心切,给孕妇造成无形的压力和精神负担。亲人应给予孕妇足够的关心和爱心,换位思考,分忧解愁。

5. 不要忽视孕期保健。遵医嘱按时产检,并积极参加孕妇学校的学习,了解和掌握必要的产时分娩知识,做到心中有数、胸有成竹地加入分娩队伍。胎儿的娩出主要靠子宫收缩及腹压的作用,将胎儿从子宫"逼"出来,这要消耗大量的精力。如果产前吃不好、睡不好,对生产十分不利。临产前一定要注意营养,少食多餐,注意补充足够的水分,使体内能量充足,精力充沛,才能完成艰巨的分娩任务。另外,及时排空二便,以免阻挡产道,影响分娩。

6. 不要过度紧张、恐惧。精神过度紧张,使肌体对外界刺激的敏感度增高,轻微外界刺激即会引起疼痛,在宫缩的间歇也休息不好。所以孕妇在临产前要消除顾虑,保持愉快轻松的心情。生孩子虽有一定的痛苦和危险,但绝大多数都能自然分娩,难产是极少数。特别在现有医疗条件下,分娩的安全性已大大提高,如果孕妇能认真进行产前检查,重视孕期保健,一般不会出问题。

二、 不良心理会影响分娩

1. 心理难产。产程进展取决于产力、产道、胎儿胎位等因素,某一因素异常即可导致难产。心理因素也会造成子宫收缩乏力而致产力异常，甚至有的产妇因精神紧张产生宫颈痉挛，使宫颈扩张减缓或宫颈水肿。子宫收缩乏力和宫颈痉挛可使潜伏期、活跃期及第二产程延长，从而造成心理难产。

2. 胎儿窘迫（即胎儿缺氧）。胎儿窘迫的主要原因是胎盘功能障碍或胎儿胎盘单位气体交换受阻所致。由于产妇焦虑心理，体内儿茶酚胺升高，使子宫胎盘血流减少，胎儿供血不良，致使胎儿窘迫。

3. 产后出血。宫缩乏力是第三产程大出血和产后大出血的主要原因之一，而不良的心理因素有时是宫缩乏力的主要原因。常常于胎儿娩出后由于宫缩乏力胎盘滞留大出血，或者胎盘娩出后宫缩乏力大出血。

4. 过多产科干预性治疗。不良的心理状况促使产妇难以忍受分娩的痛苦，提出尽早结束分娩的过分要求，干扰了正常的医疗秩序。催产素催产、麻醉镇痛、产钳、剖宫产等产科干预措施相继应用。这些干预虽然解决了难产的矛盾，但另一方面则增加了母亲的损伤和围产儿的发病率。

5. 新生儿发病率上升。心理因素致母体生理上和体力上的改变，同样影响胎儿的生理变化。氧供不足，胎儿的耐受力和应急能力下降，除可导致胎儿窘迫外，还可引起新生儿窒息、吸入性肺炎、颅内出血等疾病。这些疾病直接关系到新生儿的病死率、致残率。

6. 产后抑郁症。产后抑郁症也是产科的一种病症，近些年来其发生率有上升趋势。产后抑郁症与孕期抑郁、焦虑和分娩时产妇在陌生环境里的心理状态有密切关系。生产时缺乏情感支持是产后抑郁症的因素之一。同时，现代产科干预性治疗日渐增多，损害了产妇对自身分娩能力的信心。

7. 影响母乳喂养。母乳喂养有利于婴儿健康，有利于产妇的子宫收缩和复原。生产时产妇的心理状况和能量消耗过大，极度疲劳，情绪低落，可影响产后乳汁的分泌。产科干预性治疗和新生儿发病率增高，使产妇体力恢复慢；产后母婴分离时间长使母乳喂养少，反而又加重了乳汁分泌不足，影响母乳喂养。

三、 应对心理问题的办法

（一）参加学习，克服恐惧

人的恐惧大多是由于缺乏科学知识胡思乱想而造成的。有学者说："愚笨和不安全产生恐惧，知识和保障却拒绝恐惧。"还有学者进一步指出："知识完全的时候，所有恐惧将统统消失。"所以，在怀孕期间，建议准妈妈积极参加孕妇学校学习或看一些关于分娩的书籍，了解整个分娩过程，就会以科学的头脑去取代恐惧的心理。这种方法不但效果好，而且还可增长知识。

（二）提前做好入院准备

分娩的准备包括孕晚期的健康检查，心理上的准备和物质上的准备，一切准备的目的都是希望母婴平安，所以准备的过程也是对准妈妈的安慰。

1. 心理准备

增强自信。职场上我们需要自信，在分娩中同样需要自信。要想到别的产妇能行，我也一定可以，自信是成功的一半。另外，孕妇要用自我放松、转移注意力等方法克服不良的心理状态。

适当的倾诉可以缓解紧张的情绪，很多事情也许根本不存在，是孕妇自己臆想出来的，通过倾诉，会发现心情好多了；而听者又可以给予恰当的回应、疏导，你的心情就会豁然开朗。

2. 物质准备

待产包：提前准备好待产包，可以避免临产时的慌乱，降低产妇压力。待产包中常用物品包括三大类。

1）产妇用品：毛巾4～5条、脸盆、洗漱用品、防滑拖鞋、纸巾、可弯曲吸管、水杯、饭盒餐具、衣架、黑色水笔、手机充电器、一次性吸水垫、卫生巾（大号）、全棉内裤、手机、充电器、水杯等日用品；蛋糕、巧克力或一些高能量的食物、功能性饮料；以及胎心监护带等。

2）新生儿用品：尿布、湿纸巾、皮肤按摩油、口水巾等。爱婴医院提倡纯母乳喂养，如遇喂养困难，母婴分离等特殊情况，请备好小量杯、小调羹。准备好宝宝出院当天所需的衣裤和被褥。

3）押金及证件等：夫妻双方身份证、孕妇医保卡、孕妇保健手册（限上海户籍）、准生证（限外地户籍）、医院产检大卡、银行卡，以及少量现金。

3. 人员准备——学会寻求帮助

家庭：分娩是家庭事件，不光是准妈妈的事，也是准爸爸的事，必须积极参与。来自准爸爸的生活上和精神上的支持、照顾、帮助，是对准妈妈最好的鼓励和安慰。另外，丈夫可以轻抚孕妇的腹部，满足妻子的依赖心理，丈夫双手抚摸时的温度和力量可以改善待产时的焦虑情绪。

社会：从社会文化中汲取养分，摒除重男轻女的传统思想，享受政府对生育的保障政策，不因生育而影响个人的职业发展。

医务人员：专业人员的专业指导可以给你提供专业信息，帮助你做决策，减轻压力和损失，少走弯路。与医务人员结为同盟，共同面对分娩中的各种情况。

（三）不宜提早入院

虽然临产时身在医院是最保险的，但是提早入院弊大于利。一方面，医院不可能像家中那样舒适、安静和方便；另一方面，入院后会有一种自然的紧迫感，看到其他孕妇先后分娩，自己怎么可能不着急？另外，产科病房内的每一件事情都可能影响准妈妈的情绪，有时候非常糟糕。因此准妈妈最好稳定情绪，安心等待分娩时刻的到来。除非医生建议，一般不要提前入院。

（四）掌握产程中对付产痛的方法

1. 导乐。所谓"导乐"是指有过生育经历，富有奉献精神和接生经验的女性，根据产妇个体差异化需求，提供一对一的个性化全程陪伴服务，让产妇安心舒适地度过产程。

1）在整个产程中，给予产妇心理疏导和情感支持；

2）帮助产妇缓解或去除焦躁、紧张、恐惧等不良情绪，增强产妇自然分娩信心；

3）指导产妇合理营养膳食，保证产妇在整个产程具有充沛的体力；

4）对产妇家属进行指导，教会家属如何科学帮助产妇，让家属认清楚自己在产程中的角色与作用，使产妇从家属方面获得亲情支持；

5）向产妇介绍产程；

6）帮助产妇学会气息调节等分娩阶段的注意事项和要领；

7）采用适宜技术有效降低产妇分娩疼痛，减少产妇分娩痛苦；

8）科学指导产妇合理体位以利于产程进展。

2. 自由体位分娩。产程开始后，产妇可以选择自己舒适的体位，这样才能有利于产程的进展，如宫缩间隙散步、跨坐在凳子上、盘腿而坐、蹲着、在助产士帮助下借助分娩球运动等，使分娩更顺利。

3. 拉梅兹呼吸法。通过呼吸法，产妇可以依靠自己的力量，减少疼痛、顺利生产。这种方法学习起来既简单又实用。拉梅兹呼吸法是以法国一位产科医生的名字命名的，这种呼吸法依靠腹式呼吸缓和、控制分娩时的疼痛。根据产程的进展，采用不同的呼吸方法，包括胸部呼吸法、"嘻嘻"轻浅呼吸法、喘息呼吸法、哈气运动、用力推，帮助产妇顺利分娩。

4. 镇痛分娩。镇痛分娩主要采用硬膜外麻醉镇痛技术，西方发达国家的分娩镇痛率已达到 85% 以上。我们国家早年已经引进这项技术，但没有很好推广。北京一家妇幼保健院统计 2014—2018 年的 5 年间平均分娩镇痛率为 15.8%，逐年提高，2018 年达到 33.8%。产程中，通过硬膜外给药，一般在给药十分钟后，分娩的妈妈就感觉不到宫缩的强烈阵痛了，能感觉到的疼痛就好像来月经时轻微的腹痛。而最佳的镇痛分娩状态应该是在无痛的情况下保留轻微的子宫收缩感觉。镇痛分娩可以帮助产妇顺利生产，降低剖宫产率。

（五）良好的环境设施

音乐有影响情绪的功效。在产房或孕妇分娩环境里，我们可以播放一些舒缓的、愉悦的轻音乐作为背景音乐，来改善产妇的不良情绪。但是，音量必须调低，节奏必须缓慢。

有条件的医院，会实行家庭化分娩。将产房布置成家一样，把一些必要的仪器、设备隐藏起来，比如：把氧疗设施藏在可移动画板后面，产程中一旦要吸氧，只要移开画板即可。墙面采用冷色调，墙上挂些可爱宝宝的照片、全家福的照片，给产妇以温馨、舒适、安逸、回家的感觉，安抚她焦躁、紧张、恐惧的情绪。

核心信息

- 分娩期常见心理问题有焦虑性急，粗心大意，疲倦劳累，忧愁苦闷，忽视孕期保健，过度紧张、恐惧等。
- 分娩期不良心理会影响分娩进程和母婴健康结局，如心理难产，胎儿窘迫，产后出血，采取过多产科干预性治疗，新生儿发病率上升，产后抑郁症，影响母乳喂养等。
- 分娩期心情不佳时产妇可以尝试自我调适。
1. 积极参加孕妇学校学习或自学孕产妇保健知识；
2. 提前做好入院准备，包括心理准备，物质准备和人员准备；
3. 不要提早入院；
4. 掌握产程中对付产痛的方法，听舒缓的音乐，到设施良好的产房分娩。

思考题

　　以下是这一章的核心内容提要，你可以参考本章内容和每一节的【核心信息】，试着回答以下这些问题。

　■　快接近预产期了，出现哪些情况你将去医院？

_____

_____

　■　在分娩期，如果出现了心理问题，你将如何调适？

_____

_____

（凌莉霞，张蓉）

　　请扫描完成对本章内容的问卷评估，也了解你对本章内容的理解。

　　你的意见对我们很重要，请认真填写！

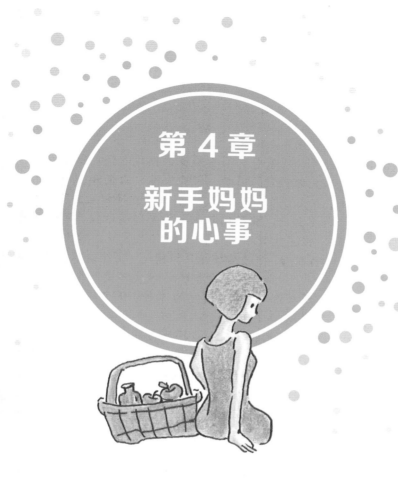

第4章

新手妈妈的心事

瓜熟蒂落,宝宝来到你的身边,你也正式升级为"妈妈"。一切如想象中那么美好吗?对"妈妈"这个称呼,有没有一点小惶恐?如果感到非常紧张,一定要好好看本章哦!

南瓜妈妈日记-5

2018 年 5 月 28 日　阴

　　亲爱的小南瓜，转眼你已经 2 个月大了。 在你出生之前我有很多想象，想象着我唱着摇篮曲拥你入怀，感受你柔软的身体，凝视你清澈的眼神，倾听你稚嫩的声音……一切是那么美好，但是现在，不知为什么，我总觉得哪里出了问题。

　　外公外婆会说，宝宝比起我当年要聪明活泼，可是我总感到不安：怕宝宝发育慢了，怕宝宝太瘦了，晚上怕你受凉，白天怕你饿着，还有宝宝生了奶癣……医生说不要紧，可是该做的都做了，为什么还没有好？ 我是不是一个不称职的妈妈？ 我觉得很沮丧，我把自己的不安告诉了你爸爸，但他觉得我想多了，是我想多了吗？

　　我好心烦，开始容易为一点小事发脾气，昨天还因为该给你穿什么衣服和你外婆争吵起来，事后我很后悔，外婆这些天帮我带宝宝很辛苦，60 多岁的人了，晚上不能睡个整觉，其实我也很担心她的身体状况。

　　想到这些，我不禁感到心慌，心好像要蹦出了胸口，大概是因为昨晚没睡好，我现在都有点害怕黑夜的到来。 一到夜深人静，我总会克制不住地想很多事情，心怦怦地跳，头好涨，不知不觉中浑身已经湿透。 有些事情我自己也觉得没有必要多想，可还是要不停地想。 明天还要带你去打预防针，早教的课程好像原定的也是明天，来不及怎么办？ 哎，不写了，我得看看课程表，希望明天一切顺利！

爱你的南瓜妈妈

第 1 节 新妈妈的身体呵护

经过漫长的十月怀胎,准妈妈终于产下一个健康可爱的宝宝。在这个阶段,不管是产妇还是家庭的其他成员都非常忙碌和辛苦。对于妈妈们来说,不仅要照顾刚出生的宝宝,还需要注意自己的身体复原,了解产后相关的生理知识以及相关的保健,是非常有帮助的。从生理层面而言,产后妈妈们体内的激素会发生改变,例如孕酮和雌激素水平快速下降,泌乳素快速上升,这种生理变化会导致情绪不稳或者低落。那产妇的身体会有哪些常见的变化呢?

一、产伤和性问题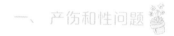

(一)会阴或伤口疼痛

会阴是你的阴道和直肠之间的区域。它在分娩和阴道分娩时会延长,甚至可能会撕裂。你分娩后经常感到疼痛。如果你经历了会阴切开术(阴部做一个切口帮助婴儿分娩),你可能会更痛。以下是你可以做的缓解会阴疼痛的方法。

1. 骨盆部位的肌肉收缩练习,有助于会阴愈合。具体做法是:收缩会阴部(控制排尿的肌肉)10 秒钟,然后松开;

2. 在你的会阴上放一个冰袋,外面用毛巾包裹;

3. 擦洗会阴部,从前面擦到后面,有助于预防感染;

4. 向医生咨询止痛有关的药物,以帮助缓解疼痛。

(二)产后腹痛

当你的子宫萎缩回到正常的大小时,你会感觉到这些痉挛后的疼痛。疼痛应该在几天后消失,如果仍有不适,请咨询你的医生。

（三）乳房肿胀和乳头疼痛

当你乳房胀奶的时候,会有胀痛等不舒服的感觉。如果你正在哺乳,最初几天你的乳头周围可能会有疼痛,特别是如果你的乳头被宝宝吸吮破裂的话。

（四）性欲下降

多数新妈妈会出现性欲下降的情况,没有心情和丈夫像新婚时那般享受激情。专业的医生会告诉你:"需要长达一年的时间才能觉得自己真的恢复了以往性生活时的状态。""产后的新妈妈往往很专注于孩子,几乎没有时间关照自己,也没有精力顾及性。"在婴儿出生后的头几个月里,你会感到疲惓,甚至没有任何浪漫的时刻,也不会想到孕育你下一个孩子。

新妈妈的这些特殊状况和产后体内雌激素水平低有关。怀孕期间雌激素水平升高,分娩后突然下降。雌激素水平的变化意味着一个女人的性欲可能很低,它会逐步恢复,但这需要时间。

二、 体形方面的问题

（一）肚皮还是凸起

可能大家会觉得,一个妈妈生下孩子后,她的大肚子应该会消失了,对吧？但事实却不是这样,产科医师告诉我们:"分娩后,很多女性希望她们的腹部几乎立即恢复正常。实际上大约需要6~8周,子宫才能恢复到孕前的状况。"有个妈妈说:"女儿出生后第二天我就到卫生间照镜子,原以为我会看起来有点不同,但我仍然像怀孕近9个月。"

你要知道产后的身材恢复不可能一蹴而就，这需要时间。

（二）脚变大了

怀孕期间，许多妇女的手、脚和脸都肿胀。这是因为你的身体积攒了多余的液体，帮助你准备分娩。宝宝出生后，肿胀可能需要一段时间才能消退。

怀孕期间，平均身材的女性体重增加 12.5～17.5 千克。额外的重量让你的脚弓变平，随着弓形的扁平化，你可能会发现需要穿比平时更大码的鞋子才舒适。这也是激素发挥的作用之一。不过从另一个角度来看这也是一个好消息——准妈妈们就有了很好的借口去买几双美美的新鞋啦！

（三）胸罩罩杯大小变化

许多女性希望产后乳房变大，特别是准备母乳喂养为主的。实际上，不管哺乳时乳房尺寸变化怎样，随着母乳喂养逐渐减少和停止，乳房也会随之变小，还会变得松弛。

请不要因体形变化而怪罪母乳喂养。2008 年一项对 93 名妇女的研究发现，母乳喂养情况与乳房下垂的可能性无关。相反，乳房下垂的危险因素是体重指数（BMI）较高、怀孕次数较多、孕前罩杯较大、吸烟史和年龄较大。BMI 的计算公式是体重（千克）除以身高（米）的平方，是反映体重是否合适的指标。

核心信息

　　产后会面临的身体变化主要有：会阴或伤口疼痛、产后腹痛、乳房肿胀和乳头疼痛、性欲下降、肚皮凸起、脚变大、罩杯大小变化。

第 2 节　幸福感和失落感

　　生产其实是个喜忧参半的事情,既有新生命诞生的喜悦,同时也伴有为人父母的责任和压力,此时如何看待事情的角度会影响产后的情绪。

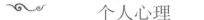

个人心理

母爱爆棚,心无旁骛	"熊猫宝宝",备受呵护
正性：爱、能量	正性：爱、能量、社会支持
负性：忽略了其他	负性：潜在的压力和权力之争

应激无措,孤立无援	干练担责,自信满满
正性：独立面对	正性：面对、自信、力量
负性：担心、焦虑、抑郁	负性：权力之争,被忽略

一、喜——正面情绪

（一）幸福感满满

　　升级做母亲了,一生的历史性事件,从此生活不再一样,从此家庭不再一样。添丁加口,传宗接代,虽然传统观念已经弱化,但家里活生生多了一个骨肉所带来的变化和喜悦还是实实在在的。不论分娩的过程是顺利还是曲折,有多痛苦,都过去了,虽然伤口还疼,肚子还松松地挺着,然而当你抱着肉团团时,当宝宝吮吸你的乳汁时,做母亲的喜悦,女性的母爱天性,使你的心中洋溢着爱和暖。初产妇的这种感受会更明显。

（二）成就感

经历十月怀胎的沉重,经历各种检查的惴惴不安,承受分娩时的痛苦和风险,在家人和朋友们的关注下,千般小心,万般呵护,迎来了新生命的诞生,你是不是很有成就感呢? 不管宝宝是健康的还是有缺陷的,你的孕产过程是一帆风顺的还是经历坎坷磨难的,都值得为自己点赞。那是你人生的一段特殊经历,你努力了,付出了,收获了。

二、　忧——负面情绪

（一）不知所措

这点在初次生育的新妈妈、新爸爸们身上特别突出。当从护士手中接过温热的一团"肉肉"的时候,在欣喜的同时,是不是手臂有点僵硬,动都不敢动,生怕碰坏了、摔着了呀? 第一次喂奶,第一次换尿片,第一次洗澡,抱回家的第一天……太多的第一次不免心中没底,手忙脚乱,需要时间和练习来慢慢适应。如果有经验的长辈和月嫂在身边陪伴会好很多。

如果是二胎,则可能会面临"老大"的灵魂拷问:"还爱我吗?"和他"变得不乖"的新情况。这个情况或许很多二孩的爸妈还没有意识到,但是,二孩的到来,家庭核心人员从三位变成了四位,一定会给"老大"心理带来很大的影响。有关这部分内容,请参见第 7 章。

（二）产后情绪低落

"我发现很难应付宝宝的需求。为了照顾孩子我总是睡不好、不时哭泣、没有时间留给自己。一切看起来都很糟糕，但这原本应该是我一生中最美好的时光。"一位刚生完宝宝的妈妈这样感叹。

怀孕或生小孩时会出现一些情绪问题。有时这些情绪问题都被称为产后抑郁症。这是不正确的，可能会误导一部分准妈妈做出不恰当的应对。

在宝宝出生后的第一个星期，高达80％的母亲会出现情绪低落。这通常是你相当敏感的时期，表现可能会是：情绪不稳定、无故伤感、哭泣、烦躁、易怒。这种情绪问题通常出现在产后3～5天，与泌乳开始时间一致，持续数天到数周。它们主要是由分娩后激素的变化引起的，一般在几天内就会消失，不需要特别的治疗。

（三）漠然

一位刚生完宝宝的妈妈这样说："当我看着我的孩子……我感到麻木、空虚，就好像我正在看别人的孩子。"当新妈妈尝试处理新生宝宝带来的巨大变化时，她需要经历一段时间的调整，主要是与宝宝建立情感的联系。对于大多数人来说，这种适应是很快的，并不会影响日常生活。如果几个星期之后你还没有和你的宝宝建立亲密的联结，那么应该与专业医师交谈寻求帮助。

（四）焦虑

有些新妈妈还有这样的感受："突然间一股强烈的恐惧感从我心里传来。心慌、呼吸困难、头晕目眩……我以为我心脏病发作或发疯了"。有一点担心或焦虑是正常的，但过度了就可能会影响你对怀孕和新生宝宝所带来压力的应对能力。宝宝出生后你可能会感到焦虑，甚至可能会担心自己失去控制或发疯。焦虑通常会导致你自信心低下，并认为自己是一个不称职的妈妈。

调查数据显示：有14％～16％的女性在怀孕期间达到临床焦虑水平，而8％～10％的女性在分娩后会有临床焦虑水平。让我们来看看这个时期会出现不同类型焦虑的表现和想法。

"我感到特别紧张和担心……我经常查看，看看宝宝是否还在动。总是在害怕：如果有什么危险呢？"

——刚生完宝宝的妈妈

"我觉得无法做好任何事情，我几乎不能离开家，因为我很担心如果我们外出，宝宝会睡不好。即使我筋疲力尽，我也觉得无法放松和合上眼睛。"

——3个月大孩子的母亲

焦虑可能以多种形式出现，一位经历焦虑的母亲可能与另一个经历焦虑的母亲的症状很不一样。比较常见的焦虑类型有广泛性焦虑症、强迫症、惊恐发作、恐惧症、创伤后应激障碍等。

如果你遇到以下任何症状，请与专业的精神科医师或心理治疗师讨论治疗方案。

1. 焦虑或恐惧，打断你的思想，干扰日常生活；

2. 感觉烦躁，不安，焦虑和难以控制的忧虑，以及恐慌发作；

3. 有肌肉紧张，胸口发紧，心悸；

4. 需要很长时间才能入睡；

5. 焦虑或恐惧，让你不敢出门；

6. 焦虑或恐惧，导致你经常检查宝宝。

要特别注意的是，如果你出现一些消极的想法，比如认为没有自己会让伴侣或孩子过得更好，或者有自杀的想法，请立即联系医疗专业人员。

核心信息

产后会面临这些心理变化：情绪低落、适应问题、焦虑、抑郁症、产后精神病。

第 3 节　自我调适和家人帮助

（一）觉察心理困扰

产妇在出现心理问题之后，不是所有人都能够意识到并且能够寻求有效帮助的，这其中的原因如下。

1. 对心理问题心存顾忌，会觉得自卑、自责、羞愧；

2. 缺乏如何做好父母的知识；

3. 并不了解有关的心理学知识，不知道心理问题是可以调适和治疗的；

4. 忽视症状并认为一切会自然过去的（否认问题的存在）；

5. 不了解如果情绪和心理的问题不处理的话会带来不良后果；

6. 言语有时并不能表达清楚情绪的问题；

7. 担心孩子会因此被带离自己身边；

8. 缺乏可获得帮助的资源和渠道。

（二）应对策略

1. 对产后情绪变化多一些了解。阅读有关的书籍或者去孕妇学校学习，多一些了解，做好心理准备，积极应对产后容易出现的不稳定情绪。

2. 丈夫的呵护很重要。丈夫是妻子最坚强的后盾，也是情绪化解和疏泄最有力的对象。常常全家人的注意力都放在了宝宝身上，这时候需要丈夫的细心呵护，了解妻子的压力和烦恼的来源，共同积极应对。有时候丈夫简单的一句话或者贴心的行为就可以让妻子开心起来。

3. **具体行动。**用主动的行动来积极应付情绪变化。

1）每天抽出时间给自己：做一些你喜欢的事情，只是为了你自己。比如洗个热水澡，放一段音乐，闭上你的眼睛，按摩自己的身体等，去尝试做任何让你感到情绪平静的事情。

2）和你信任的人谈谈：和理解你、值得信赖的朋友交谈，也可以是家人或同事，谈谈你的感受，谈论你的情绪和角色变化的想法，当然也包括对养育宝宝的担忧。

3）每天锻炼：运动可以释放内啡肽来提升你的心情。

4）你需要休息：作为新手妈妈，你不是万能的超人妈妈。如果你感到筋疲力尽，感觉很难受的时候，一定要花点时间休息一下。

5）要求家人或朋友的具体帮助：请他们为你做饭，帮助购物，还是照顾你的孩子？有困难不要害怕寻求帮助，家人和朋友在那里支持你。

6）了解你能做多少（无论是在家里还是在社交上）：我们都可能因为害怕让别人失望而过分担心，担心别人说自己不合格，担心自己做少了对不起宝宝，说"不"可能是比较困难的，但是这段时间对每一个刚生好宝宝的妈妈来说都是一个压力和疲惫的时刻。当你觉得你做不到直接说"不"时，学习如何表达能够使身边的人更好地帮助你。

7）吃得好：良好的营养会使你健康，也更有棒棒的体格支持你养育宝宝。不要只关心宝宝的饮食和营养而忽视了自己的身体。

8）与专业的医护人员及时交流沟通：如果有什么事情让你担心，请告诉你的医生，尽可能得到他们专业的帮助支持。因为有些时候情绪的障碍我们自己并不自知，专业的医护人员可以识别并且提供专业的帮助。

9）参加一些新手父母的论坛和团体：与相似背景和经验的新爸

新妈分享你的感受和经验,会让你意识到你并不是唯一有这样感受的人。

10)不要相信炒作:不要以为每个人看起来似乎都那么快乐和能够应对一切,实际上不是的。许多妇女在孩子出生后感到情绪焦虑和低落,只是大多数把情绪隐藏起来别人不知道。所以你要知道你不是特别"软弱"或者"不幸"的那个妈妈。

产后出现心理困扰太正常不过,身体发生改变,家庭和生活发生改变,心里怎么可能"波澜不惊"呢,那才不正常呢。掌握了这些知识,学会了应对之法,大多数情况下产后这段特殊时期你是可以平稳度过的。如果变化太大,承受困难,那么,及时寻求帮助吧!

核心信息

产后常见心理问题调适要点。

1. 阅读有关的书籍或者去孕妇学校学习,多一些了解,做好心理准备;

2. 丈夫的呵护很重要,了解妻子压力和烦恼的来源,共同积极应对;

3. 采取必要的具体行动,如抽出时间给自己、找朋友谈谈、注意锻炼和休息、求助于家人朋友、注意饮食、适当的时候求助于专业医护人员等。

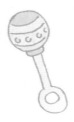

思考题

　　以下是这一章的核心内容提要,你可以参考本章内容和每一节的【核心信息】,试着回答以下这些问题。

■ 产后会面临哪些身体和心理变化?

_____

_____

■ 产后自我心理调适的 10 个具体行动是什么?

_____

_____

（蔡亦蕴）

　　请扫描完成对本章内容的问卷评估,也了解你对本章内容的理解。

　　你的意见对我们很重要,请认真填写!

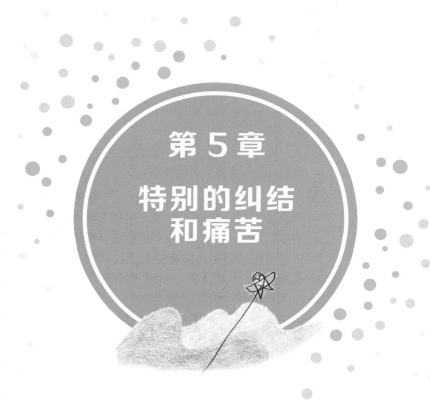

第5章

特别的纠结和痛苦

　　有些准妈妈和新妈妈们,在孕产期,尤其是产后,会经历特别的精神痛苦,如果没有及时识别和得到关注,可能导致严重后果。

南瓜妈妈日记-6

2018 年 8 月 5 日　阴

　　亲爱的南瓜宝宝，不知道什么原因，最近妈妈状态不是很好。　自从生下你以后，自己整个人都变得郁郁寡欢，有的时候非常的烦闷，静不下心来，爱发脾气。　而且，最近一段时间经常不喜欢与家人朋友进行沟通，没有心情进食，睡觉也不踏实，躺在床上要好久才能睡着，半夜还经常醒过来，白天常常有头疼、头晕。　所以家人朋友也非常担心我的身体情况，经常来问候、照顾我的起居，但这些更让我觉得增加了家人的负担，更加有内疚感。　这星期，情况更糟糕了，我常感到自己反应迟钝、无法思考，注意力难以集中，刚才帮你换尿布时，心不在焉，结果换好尿布才想起来屁股还没擦就直接把尿裤给你穿上了。　妈妈对不起你，我现在对生活失去信心，刚才又哭了一场，我觉得我可能没有能力照顾你了，生活好像没有了意义，我现在只想一个人待在房间里，或者……离开你。

　　亲爱的南瓜宝宝，我知道我可能有心理问题，所以你爸爸已经帮我预约了精神科医生，我准备明天去一次，让医生检查一下。　如果的确有问题，我还是愿意积极治疗的，毕竟，我还想陪伴着你，看着你一点点长大！

爱你的南瓜妈妈

第 1 节　活着没有意义

一、及时识别产后抑郁症

"我情绪会起伏不定，有时候会情绪崩溃，动不动就流泪。我似乎不再期待任何事情，也不想看到人。我睡不着，觉得活着没有意义。"

——一位产后 1 个月的妈妈

产后抑郁症是一种常见的精神综合征，产妇在生产婴儿之后，由于生理、心理和社会等因素的影响，出现紧张、情绪低落、快感缺乏、悲伤哭泣、多虑、烦躁、易怒等情绪，严重者失去生活自理和照顾婴儿的能力，出现自杀、伤害婴儿的想法和行为。在分娩后的第一周，50%～75%的女性会出现短期的轻度抑郁症状，达到产后抑郁症的大概有 10%～15%。产后一个月抑郁障碍的发病率是非分娩女性的 3 倍。如果不及时干预或者干预不当，不仅会影响到产妇和婴儿的健康，而且影响到家庭和社会的和谐。

（一）产后抑郁的表现

产后抑郁症根据抑郁的严重程度分为不伴有精神病症状的产后抑郁症和伴有精神病症状的产后抑郁症。

不伴有精神病症状的产后抑郁是临床最常提及的"产后抑郁症"的概念，产妇出现较为严重的产后情绪障碍。在发达国家，产后 6 个月内产妇的患病率在 10%～20%，而且几年来亦呈现出增长趋势。

患者主要临床表现为情绪低落，有落泪、悲伤、情绪不稳定、思维迟缓、悲观消极、自责自罪、食欲减退或无饥饿感、睡眠障碍（入睡难、早醒或彻夜不眠）、注意集中困难、记忆减退、容易疲乏、易激动,认为自己不配做母亲,没有能力,不能胜任母亲角色等症状和想法。严重者有自伤和自杀念头或行为。患者常有躯体不适症状,如心慌、胸闷、肌肉疼痛等。也常伴有焦虑情绪或惊恐发作,焦虑的内容常常与孩子有关。伴有强迫症状的也较常见,多为强迫思维。约有1%的产妇会出现精神病性症状,这是最严重的一种抑郁状态。症状出现时间一般在产后3～4周。此型患者的抑郁情绪常被混乱,注意力涣散、注意缺陷、迷惑,甚至谵妄这些急性症状所掩盖。病情很不稳定,有时表面上看起来比较正常,但不久就变得更加抑郁或精神紊乱。此型患者容易有伤害婴儿的想法和杀婴行为,必须特别注意防范。

（二）产后抑郁的诊断

最新的诊断标准 DSM－5 将孕期抑郁和产后抑郁发作统称为围产期起病的抑郁发作。孕期和产后抑郁发作形式与非妊娠女性的抑郁发作基本相同。诊断标准的核心内容如下。

1. 产后 4 周内出现下列症状的 5 条或 5 条以上（其中第 1 条和第 2 条是必须具备的）：①情绪抑郁；②对全部或者多数活动明显缺乏兴趣或愉悦；③体重显著下降或者增加；④失眠或者睡眠过度；⑤精神运动性兴奋或阻滞；⑥疲劳或乏力；⑦遇事皆感毫无意义或自罪感；⑧思维力减退或注意力涣散；⑨反复出现死亡或自杀的想法。

2. 症状几乎在每天的大部分时间出现,且持续 2 周以上。

3. 患者自感痛苦或患者的社会功能已经受到严重影响。

二、 产后抑郁需要联合治疗

（一）自我评定量表

爱丁堡产后抑郁量表（Edinburgh Postnatal Depression

Scale，EPDS）这是国内外运用较多的产后抑郁筛查量表之一，为产后抑郁症的自我筛检最常见工具。量表包括 10 个条目，评价最近 7 天的状态。可每周测评 1 次，每次约需时 5 分钟。（量表详见附录一）

（二）治疗措施

产后抑郁症的治疗除了遵循抑郁症的治疗原则外，通常推荐抗抑郁药联合心理治疗。

1. 药物治疗

即使在哺乳期患上抑郁症，我们也鼓励妈妈们母乳喂养，以提高新生儿的免疫能力。美国精神病协会的抑郁症治疗指南建议，应支持产后抑郁症母亲边哺乳，边服用抗抑郁药物。尽管有充足的依据支持母乳喂养的益处，然而母亲血浆中的抗抑郁剂是否会通过母乳而殃及婴儿，目前还没有足够依据加以排除。如果母亲哺乳时不想同时使用抗抑郁药物，可建议心理治疗。

目前抗抑郁药物中作用于血清素受体的五羟色胺再摄取抑制剂（SSRIs），俗称"五朵金花"，是治疗产后抑郁症首选用药，安全性高，且易于服用。用药时间最好在刚哺完乳，或用药至少 4 小时后哺乳。一般来说，服药前哺乳比服药后哺乳好；每天只服一次药者，应在睡前服。其他抗抑郁剂还有：文拉法新、度洛西汀、安非他酮、米氮平、伏硫西汀等，都是 SSRIs 效果不好时的选择。

可以跟医生讨论用药的治疗方案以减少药物对婴儿的影响。比如在最初使用抗抑郁药时，建议从低剂量开始，使用剂量滴定法，缓慢增加至最低有效剂量，使药物量对婴儿的影响最小化。母乳喂养期使用抗抑郁药物可能发生的副作用包括：婴儿烦躁不安，镇静，缓慢的体重增加，或改变进食规律。不良影响最有可能发生于早产婴儿或新生儿 8 周大时。

2. 心理治疗

1）支持治疗。是指在执行医护过程中，医护人员对病人的心理状态合理采用劝导、鼓励、同情、安慰、支持以及理解和保证等方法，可有效消除病人的不良情绪，使其处于接受治疗的最佳心理状态，从而保证治疗的顺利进行，使疾病早日康复。在围产期支持治疗（职业性的或社会性的）可加强母亲的身心健康及自控力。

2）问讯或非指导性安慰。已列为抑郁症的早期干预方式。有报道称如患者有机会与他人谈论孕程，则有利于康复。

3）音乐疗法。是受抑郁症患者欢迎的一种心理治疗方法。大脑边缘系统和脑干网状结构，对人体内脏及躯体功能起主要调节作用，而音乐对这些神经结构能产生直接或间接影响。

4）焦点转移。如果产后的确面临严重的不愉快的生活事件，甚至问题棘手难以解决，不要让精力总是集中在不良事件上。越想不愉快的事心情就会越不好，心情越不好越容易钻牛角尖，陷入情感恶性循环的怪圈中。所以要适当转移自己的注意，将注意力转移到一些愉快的事情，关注自己的喜好，不仅思维上转移，还可以身体力行参与力所能及的愉快活动。

5）行为调整法。鉴于产后不适于做剧烈的运动，强烈建议做一些放松活动，这是非常必要的，例如深呼吸、散步、打坐、冥想平静的画面、听舒缓优美的音乐，等等。

6）倾诉宣泄法。找好友或亲人交流，尽诉心声，大哭一场也无妨，尽情宣泄郁闷情绪。

3. 物理治疗

物理疗法相对于药物疗法，具有无副作用、无依赖性的特点。

1）经颅磁刺激技术（TMS）是一种无痛、无创的绿色治疗方法，磁信号可以无衰减地透过颅骨而刺激到大脑神经。目前经颅磁刺激技术得到了广泛的使用，国内的经颅磁刺激技术达到世界先进水平，可以治疗精神分裂症的阴性症状、抑郁症、强迫症、创伤后应激障碍（PTSD）等，其中对抑郁症的疗效最为肯定，在美国已经通过食品药品检测局（FDA）的认证。

2）电痉挛治疗（ECT）对于自杀观念强烈者可获得立竿见影的效果，待病情稳定后再用药物和巩固。电痉挛治疗对产妇以及其他高危特殊人群（如儿童、青少年、孕妇、老年人及躯体疾病的病人）是有效且安全的。

三、家人的呵护

（一）大部分人能恢复

大部分产后抑郁症的患者经过治疗都可以达到缓解症状，社会和职业功能恢复的良好效果。但大约1/4的患者也会出现复发情况，自杀率增高，成为复发性抑郁症。尤其是伴有精神病性症状的严重抑郁有较高的复发可能性。预防涉及早期识别和早期干预。

1. 早期识别。产后抑郁症如能被早期识别，就能早期得到正确治疗。通过各种途径主动学习抑郁症相关知识，特别是症状表现是能够早期识别的基础。推荐定期采用爱丁堡产后抑郁量表（EPDS）做自我检测，及时发现情绪的波动和抑郁的苗子。（详见附录一）

2. 早期干预。一旦发现产妇出现抑郁情绪，就应及时给予强有力的心理支持和较好的家庭支持、社会支持，如帮助照看婴儿、协助准备食物、给予休息时间等。如果情况比较严重，可联系产科医生和精神科医生；如果婴儿有健康问题，还可以及时联系儿科医生，建立密切的联系以使母亲和婴儿得到最好的照顾。

（二）家人该怎么做

初为人母，部分产妇可能不太适应，家人应帮助产妇尽快适应母亲的角色，让其顺利完成角色转换。母乳喂养，母婴同室，母婴早接触，早吸吮，都有助于新妈妈尽快适应母亲角色。学习母乳喂养知识，掌握更换尿片、婴儿洗澡等新生儿护理基本技能，了解新生儿的生理现象,如新生儿黄疸、假月经、溢奶等,科学但不教条地运用正确的母婴保健知识。保证产妇的饮食和营养搭配。社区妇保专员上门做家庭访视时,或去产科做产后随访时,可请教产后恢复和育婴方面的生理问题、情绪困扰。

产妇产后体力精力消耗,伤口疼痛,过度疲劳等会直接影响产妇的情绪,需要营造一个安静、舒适的环境,减少不必要的打扰和探视,避免不良刺激。鼓励产妇学会做产后保健操,产后早期锻炼可增强产妇的自尊心和自信感。

应保证良好的家庭氛围,产妇的丈夫、父母及相关家庭成员应给予更多的支持理解。照顾婴儿、提供物质帮助及精神支持,会使产妇感到自己在社会、家庭中的地位,从而在心理上能够正确对待和处理产褥期间工作及生活的变化,更好地适应产后生活。

及时肯定产妇的进步,肯定她付出的努力,让她认识到自己有能力照顾好自己的宝宝,并能从中体会到照顾孩子的乐趣。

核心信息

- 产后抑郁症的常见临床症状。
1. 情绪抑郁；
2. 对全部或者多数活动明显缺乏兴趣或愉悦；
3. 体重显著下降或者增加；
4. 失眠或者睡眠过度；
5. 精神运动性兴奋或阻滞；
6. 疲劳或乏力；
7. 遇事皆感毫无意义或自罪感；
8. 思维力减退或注意力涣散；
9. 反复出现死亡或自杀的想法。

第 2 节　失眠、不宁腿、睡眠呼吸暂停

一、孕产期为什么会有睡眠障碍

（一）激素水平及波动

1. 孕激素。孕激素及其代谢物有类似于抗焦虑药物的镇静的作用。产后由于孕激素的消减，可能导致产妇睡眠紊乱现象。

2. 雌激素。雌激素有抗抑郁的作用。如果雌激素不足，去甲肾上腺素浓度降低，可能会导致抑郁。因此产妇分娩前体内雌激素水平较高，分娩后大幅度的下降，造成短时间内的自主神经功能紊乱，使产妇情绪波动。

（二）心理社会因素

新妈妈的睡眠改变最常见的原因是要照顾新生宝宝打乱了睡眠节律。在产后最初的 48 小时内，妈妈夜间醒来最多的原因就是要喂养新生儿。第一次生产的妈妈需要一段时期来适应母亲这个角色，学习如何照顾新生儿，她们的睡眠质量相对比有经验的妈妈们更差一些。另外，婚姻家庭状况、住宅睡眠环境嘈杂、社会交往过多或工作的不定时以及社会上各种不健康的生活方式，均可以影响睡眠质量。

（三）生理因素

除了激素水平变化因素外，任何影响昼夜节律、睡眠 - 觉醒节律变化的生理因素也都可导致睡眠障碍，如产后伤口、子宫收缩引起的

疼痛、会阴的损伤和水肿、产后体液重新分布引起的多尿等，都是影响新妈妈们睡眠质量的常见原因。

二、 睡眠障碍的常见表现

睡眠障碍可表现为失眠、过度睡眠、发作性睡病、阻塞性睡眠呼吸暂停综合征、不宁腿综合征、昼夜节律失调性睡眠障碍等。

（一）失眠

失眠是孕期最多的睡眠障碍表现，有入睡困难，半夜醒来难以再入睡和早醒三个不同阶段的睡眠问题，导致白天疲乏困倦。

准妈妈夜间觉醒在孕期初始的六个月比怀孕前发生率高 1.4 倍，而孕期最后三个月是怀孕前发生率的 2 倍，这可能与夜尿增多、恶心、胎动、关节疼痛及身体不适等有关，而且在孕期后三个月 97.3% 的准妈妈称夜间醒后再次入睡困难。

（二）不宁腿综合征

临床表现通常为夜间睡眠时，双下肢出现极度的不适感，迫使患者不停地移动下肢或下地行走，导致睡眠困难。该病虽然对生命没有危害，但却严重影响患者的生活质量。多出现于妊娠晚期，与孕期营养不良如缺铁、叶酸及维生素 B_{12} 等有关。

（三）阻塞性睡眠呼吸暂停综合征

怀孕影响上呼吸道的功能及呼吸。睡眠呼吸暂停与孕期体重增加、鼻咽部水肿、功能性的残余容量减少、更易睡眠觉醒等有关，因此孕妇打鼾比非孕妇女及产后妇女更常见；孕期睡眠呼吸暂停的诊治对母体及胎儿均有重要意义。在孕期后三个月，27% 的妇女有打鼾现象，而习惯性打鼾的孕妇比对照组更易发生孕期高血压、先兆子痫、小龄胎儿等情况。因此采取适当的治疗措施非常重要。

三、　自我调整的综合治疗

（一）健康睡眠习惯

对于孕产妇来说，无论是否出现睡眠障碍，都要注意养成健康的睡眠习惯。良好的睡眠习惯，可以预防或改善睡眠障碍。建议准妈妈注意一下几个方面的睡眠健康小知识：①平时觉得紧张焦虑时，抽空练习五到十分钟的放松；②睡前 4 小时内避免含咖啡因的食物或饮料；③就寝前，避免抽烟、喝太多饮料或吃太多食物；④睡前，安排固定、足够的时间让自己放松下来；⑤在床上，避免从事与睡眠无关的事，譬如看电视，玩游戏；⑥半夜醒来睡不着时，不看时钟；⑦午睡请在下午 3 点以前结束，以 30 分钟为限；⑧维持规律的睡眠时间及生活作息；⑨同一时间就寝，避免提早上床；⑩同一时间起床，避免早上赖床；⑪如果需要补觉，最多以 1.5 小时为限。

（二）认知行为治疗

1. 睡眠限制疗法。如果你每天只有 4 小时睡眠时间（睡着的时间），每天 6 点起床的话，那么把上床睡觉的时间安排在凌晨 2 点到 6 点。数天后，当每晚大部分时间为睡眠时间（睡着的时间占躺在床上的时间 90％以上），可以增加床上时间。如提前至晚上 1 点上床，但仍为 6 点起床。睡眠限制疗法要求每天早上规定时间起床，白天不睡觉，适用于没有躯体疾病的患者。

2. 刺激控制疗法。大多数失眠症患者因为担心睡不好而提前上床，强迫自己入眠。但往往事与愿违，越希望自己早点睡着越睡不着，越睡不着越焦虑。刺激控制疗法要求失眠症患者在没有睡意时不要上床，上床后 15 分钟睡不着，就起床活动一下，可以看看书、听听音乐，放松一下，等有睡意了再上床。这样虽然可能会减少睡眠时间，但可以提高睡眠质量，适用于入眠困难的患者。

（三）药物治疗

睡眠障碍的治疗切忌盲目使用镇静催眠药物。应该找到影响睡眠的病因，制订针对性的治疗方案。如果睡眠障碍是由于精神或躯体上的疾病引起的，则应积极治疗原发病，如果有社会心理应激事件也应该综合考虑；此外，还应考虑生活方式如作息不规律或者白天睡眠过多对夜晚正常睡眠的影响。对于妊娠期女性睡眠障碍的药物治疗应该非常谨慎，应加强心理引导和睡眠知识教育，尤其在妊娠早期尽量避免使用镇静催眠药物。

常用助眠药物有安定类的和非安定类的。

安定类药物的学名叫苯二氮䓬类药物，可以缩短睡眠潜伏期、增加睡眠时间，提高睡眠质量。但不良反应是会产生耐受性和依赖性，应尽量避免长期使用；同时因可能导致妊娠女性胎儿畸形和不可逆的损失，在使用过程中需严密监测胎儿状况。

非安定类助眠药物有唑吡坦、佐匹克隆和扎来普隆等，较安定类药物更为安全，且诱导的睡眠更接近正常的生理睡眠，因此被广泛使用。但考虑到目前并没有证据证实其对孕产妇的安全性，同样需要慎重使用。

抗过敏的药物如异丙嗪、苯海拉明和多西拉敏，多有镇静的副作用，有时也可用来诱导睡眠，但因其可能有致畸性，不建议在孕早期及哺乳期使用，孕中后期慎用。

褪黑素治疗失眠的作用目前尚有争议，一般用于中老年人群，但不宜用于孕产妇。

核 心 信 息

睡眠健康小知识。

1. 平时觉得紧张焦虑时,抽空练习 5～10 分钟的放松;

2. 睡前四小时内,避免含咖啡因的食物或饮料;

3. 就寝前,避免抽烟、喝太多饮料或吃太多食物;睡前,安排固定足够的时间让自己放松下来;

4. 在床上,避免从事与睡眠无关的事;

5. 半夜醒来睡不着时,不看时钟;

6. 午睡请在下午 3 点以前结束,以 30 分钟为限;维持规律的睡眠时间及生活作息;

7. 同一时间就寝,避免提早上床;同一时间起床,避免早上赖床;如果需要补觉,最多以 1.5 小时为限。

第 3 节　产后焦虑障碍

很多女性在产后 6 个月内会出现情绪不稳,整个孕期、产后也是焦虑障碍复发或者新发的高危时期,其中最常见的包括广泛性焦虑、惊恐障碍、强迫症,另外这些不同的焦虑障碍的症状也很可能混杂在一起,更多的会和抑郁症状同时出现,相互影响。

一、产后广泛性焦虑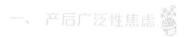

广泛性焦虑,又称慢性焦虑,是神经症这一大类疾病中最常见的一种，以焦虑情绪体验为主要特征，其特点为无明确客观对象的紧张担心，或者有一定客观对象，但担忧的程度明显与现实不符，可以表现为坐立不安，心烦气躁，伴有自主神经症状（心悸、手抖、出汗、尿频等），也常会出现一些睡眠问题，比如入睡困难，多梦、噩梦等。孕产期广泛性焦虑的临床特征总体而言和普通广泛性焦虑临床特征并没有特别的差异，只是焦虑的内容更多涉及婴儿健康与否，产妇自己养育孩子的能力等。

焦虑情绪是人类最基本的情绪反应之一，是一种积极应激的本能。适度的焦虑感往往能够促使人们鼓起勇气，采取措施，去应付即将发生的困难，发挥潜能。但过度焦虑容易引起焦虑症，影响人们的身心健康。

孕产期女性不仅经历着身体的各种变化，也面临很多未知，胎儿健康与否、分娩过程是否顺利、孩子出生后如何照料等都是孕产期常见的焦虑内容，但很多的焦虑情绪持续时间比较短，随着产前检查结果的明确，从各方面了解一些生育知识，与亲朋好友交流倾诉，大部分的焦虑情绪会缓解消失。

如焦虑严重程度与客观事实或处境明显不符，或持续时间过长（超过3个月），或者焦虑的程度严重影响生活，或者伴有强烈持续的自主神经症状，则可能为病理性的焦虑，这时候建议及时去精神心理专业机构面询。

二、产后惊恐障碍

对应于慢性焦虑，惊恐障碍又称急性焦虑发作，可伴有继发性的恐惧回避行为，其实很多人一生中都可能曾经体验过偶尔的惊恐发作，只有发作以某种规律和频率出现时才考虑是惊恐障碍。产后的惊恐障碍的临床表现与其他时期、其他人群的表现并没有大的差别。

惊恐障碍的常见表现，一般是在日常活动中，比如在吃饭、开车、走路、会友时突然体验到难以遏制的恐惧、害怕、失控或者一种厄运将至的感觉，更多见的是各种躯体上的不适：呼吸困难、心悸、胸痛、眩晕、窒息感、现实感丧失和（或）人格解体、感觉异常（麻木或者刺痛感）、颤抖等，严重时有即将死去的感觉。

第一次出现惊恐发作通常会首先去看急诊，接受常规实验室检查、心电图和体检，一般大部分结果都正常，个别人会发现有低血钾或窦性心动过速。发作通常持续 5～20 分钟，很少超过 1 个小时。

三、 产后强迫症

通常表现为反复的、不合理的担忧，并不得不通过行为来抵消所担忧的危险以得到安心。强迫症的临床表现主要包括了强迫观念（怕脏、怕被污染、怕自伤或者伤害别人、反复出现被禁止的想象或者冲动、无根据的过度怀疑、无法控制的联想等）、强迫行为（反复洗涤、检查、询问、计数、仪式性的动作等），另外强迫症常伴随焦虑、抑郁症状，进一步加重了产妇的痛苦。

强迫症状也较常见，多为强迫思维。严重的患者有伤害婴儿的想法，这种想法具强迫性质，如患者会反复出现与自己意愿相违背的杀死婴儿的可怕想法。产妇为之痛苦不已，自责自己怎么会有这种念头，非常恐惧"万一我控制不住真的这么做了怎么办？太可怕了"。

四、 焦虑障碍的预防和治疗

（一） 加强社会支持、及时识别焦虑障碍

目前研究报道一致显示：有计划性的妊娠、丈夫及家庭成员关系融洽度等因素能减少产后抑郁、焦虑发生的概率。家庭应该积极

地为准妈妈创造和谐的家庭氛围，为其提供良好的家庭及社会支持系统。产妇在产后健康恢复期，心理和身体上都存在诸多问题，通过各种正规途径使她们获得育儿和保健方面的知识，不仅能够给产妇和新生儿提供高质量的生活，还能有效避免产妇产后的焦虑症和抑郁症等。

家庭成员、妇幼保健人员、产妇本人除了关注大人和婴儿的身体健康以外，还要主动关注心理状态，如果发现有很难自我调节的焦虑症状，最好还是及时寻求专业帮助，不要忌讳寻医问药。

（二）心理治疗

对于焦虑症状比较轻的产妇，可以先尝试操作性比较强的心理治疗方法，主要包括正念放松训练、认知行为治疗等。

正念放松训练帮助来访者以一个观察者的身份观察自己的内在，学会客观地评价自己、接纳自己，建立真实的身心连接，活在当下；并将心理能量从消极思维中抽离出来，缓解情绪。正念放松训练一般需要 8～10 次，主要技术包括：正念冥想、行禅、身体扫描、三分钟呼吸空间、正念瑜伽等（参见附录四）。

认知行为疗法（CBT）是一组通过改变思维或信念和行为的方法来改变不良认知，达到消除不良情绪和行为的短暂心理治疗方法。该疗法的理论基础认为，人的思维对其情感和行为具有决定性作用；针对患者错误、歪曲或紊乱的认知问题，通过改变患者对己、对人、对事的看法与态度，可以改善他所呈现的心理问题。

（三）药物治疗

当心理治疗效果不明显，或者焦虑症状非常严重，致使日常生活受到严重影响时，需要考虑抗焦虑药物治疗，或者药物结合心理治疗。

母乳不仅是婴儿最好的营养来源，母乳喂养本身更能增进母婴之间的联系,对于需要药物治疗的产妇,决定放弃母乳喂养还是放弃药物治疗,是一个两难而痛苦的选择。这时候家庭成员能够意见一致和医生沟通,帮助产妇一起做决定,并承担相应的责任,无疑是对产妇很大的支持和安慰。

常用的抗焦虑药物包括以下几类。

抗抑郁剂:包括三环类抗抑郁剂、选择性五羟色胺再摄取抑制剂(SSRI)、选择性五羟色胺和去甲肾上腺素再摄取抑制剂等,代表药物包括阿米替林、舍曲林、文拉法辛等,临床常用的还有米氮平等抗抑郁剂。它们抗焦虑的特点是抗焦虑疗效显著,但起效较慢,服用早期有的还可能会加重焦虑、抑郁症状。一般至少 2 周起效,一旦适应,副作用比较小。

苯二氮䓬类:如劳拉西泮、阿普唑仑、氯硝西泮等,它们抗焦虑的特点是起效快,常见副作用是过度镇静,但不建议长期服用,否则容易成瘾。

5 - HT1A 受体激动剂:如丁螺环酮、坦度螺酮,它们的特点是起效慢,至少需要 2 周起效,但服用早期不像抗抑郁剂会加重焦虑抑郁症状,同时对性功能影响较小。

其他:β 受体阻滞剂,如普萘洛尔、倍他乐克等,对躯体性焦虑,尤其是焦虑障碍的心血管症状最为适宜,但禁用于哮喘、房室传导阻滞者。

第 4 节 产后精神病

"我感觉有危险,有人要伤害我的宝宝……""有人告诉我,如果我死了,他们会过得更好,或许把孩子一起带走也不错……"

——一位刚生完宝宝的妈妈

产后精神病,不应该与产后抑郁症混淆。每 1 000 个母亲中有 1

或 2 人可能会罹患产后精神病，对你或你的宝宝可能有伤害的危险。

如果你有双相情感障碍（躁狂抑郁症）或精神分裂症的个人或家族史，那么你在这一时期的患病风险较高，因此在你的病史中提到这一点非常重要。产后精神病的症状通常出现在产后一个月内，可能包括：不稳定的行为（不一致或可预测）；妄想（不正常的信念或信仰某些不是基于现实的东西）；幻觉（不寻常的感知觉，如看到或听到不存在的东西）。产后精神病的处理通常包括：紧急评估、药物治疗、住院治疗。

产后精神病的发病率为 0.1%～0.2%，临床表现以情绪不稳、激越、睡眠障碍、饮食变化、精神错乱、思维结构破坏、幻觉等为特征。产后精神病好发因素包括病前人格缺陷、社会逆境、婆媳关系紧张、夫妻感情恶化，甚至婚姻关系破裂、经济困难、住房条件差等。

绝大多数精神病发生在分娩后头两周，但是在产后 6 周内任何程度的精神病都可能发生。许多前驱症状都在分娩后第 3 天发生，有学者发现轻度的精神错乱在分娩后第 3～4 天发生，中度的抑郁和焦虑则在分娩和产后的第 6 周之间，而精神病可以在分娩后到 6 个月内任何时间发生。

临床上主要分为精神分裂症、躁狂抑郁症和症状性精神病三类。产后精神分裂症症状波动易变，情感障碍突出。产后精神病与非妊娠期精神病相同，但是症状发生的频率不同，而且产后精神障碍比非产后精神病患者预后好，病程多持续 2～3 个月。

由于产后精神病有自伤、自杀、婴儿忽视、杀婴的危险，患者应该住院治疗。急性期药物治疗包括心境稳定剂、抗精神病药物、苯二氮䓬类药物。抗抑郁药物建议谨慎使用，因为它们可导致转躁。单次发作的产后精神病且没有精神疾病史者，通常可考虑逐渐减少药量至 1 年后完全停用。但这些患者今后有 60% 的风险会复发，最好能够继续随访。产后精神病为慢性复发性心境障碍的患者，需要长期心境稳定剂维持治疗。

延伸阅读

　　母乳喂养为孩子提供了最理想的营养,增强了母婴之间的联系,但不同程度地导致睡眠剥夺。

　　伴有精神疾病的新妈妈,确保情绪稳定的最好办法是避免睡眠剥夺。所以要优先考虑如何最大限度地保证睡眠(如人工喂养、混合喂养)。

　　要知道,所有的精神科药物都会渗入乳汁,通过乳汁接触到的药物比妊娠期通过母婴循环系统接触到的药物少。

　　未成熟儿一般缺乏成熟的 P450 酶,通过母乳接触到药物后有很高的不良反应发生风险和中毒风险。新生儿通过母乳接触到药物后对发育的影响尚不清楚。母乳喂养的服药母亲应检测食欲、体重,以保证母亲的健康和使母乳品质最优。

核心信息

　　产后会出现这些常见的精神病理问题:产后抑郁、睡眠障碍、焦虑障碍、产后精神病。
　　以下因素有助于减少产后抑郁、焦虑发生的概率。
1. 有计划性的妊娠;
2. 丈夫关爱;
3. 家庭成员关系融洽。

思考题

　　以下是这一章的核心内容提要,你可以参考本章内容和每一节的【核心信息】,试着回答以下这些问题。

■ 产后常见的情绪问题有哪些?

_____

_____

■ 产后,你对家庭关系满意吗?

_____

_____

■ 产后,你的焦虑自评量表分数情况?

_____

_____

(焦玉梅,朱益)

　　请扫描完成对本章内容的问卷评估,也了解你对本章内容的理解。

　　你的意见对我们很重要,请认真填写!

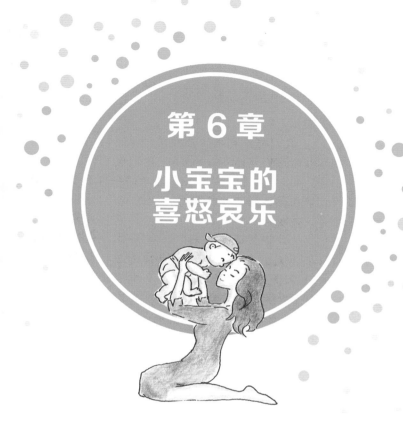

第6章

小宝宝的
喜怒哀乐

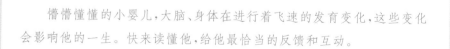

懵懵懂懂的小婴儿，大脑、身体在进行着飞速的发育变化，这些变化
会影响他的一生。快来读懂他，给他最恰当的反馈和互动。

南瓜妈妈日记-7

2019 年 3 月 20 日　晴

　　亲爱的小南瓜，时间过得真快，转眼之间你已经是个快 1 岁的大宝宝了。　我们把你走路的视频传给爷爷奶奶、外公外婆看，他们都为你的长大而高兴极了。　他们说等你过生日的时候，要一起过来为你庆祝，给你做最喜欢的牛肉面（我替你吃，哈哈）。　现在你已经能安稳地睡上一整晚了。　你在刚出生的前三个月，每晚都要喝好几次奶。　虽然爸爸每天工作也很辛苦，但是他还是坚持每晚起来帮妈妈喂你。　他说看到你喝饱奶以后心满意足的表情，自己那点疲惫也一扫而光了。　但有时你也会在深夜里突然哭起来，怎么哄也安静不下来。　爸爸妈妈都吓坏了，不知道你是肚子疼？　饿了？　还是睡觉时候做噩梦了呢？　还有一次你突然发高烧，难受得在小床上哼哼，我们晚上带你去医院看急诊。　妈妈还害怕，几天的高烧，会不会把脑子烧坏。　但几天之后你又是一个充满精力的小可爱了。

　　爸爸妈妈一直在想，将来你会不会是一个很聪明的孩子呢？　我们应该让你去学些什么呢？　你在妈妈肚子里的时候，妈妈老是给你听莫扎特的音乐，但现在你好像并不喜欢音乐，而是更喜欢盯着电视看，我们怕你的眼睛会看坏。　也不知道像你这么大的孩子是不是应该看电视，我们觉得有空得去问问专家。　你现在已经能很清楚地叫爸爸妈妈了，有时候自己会在一边叽里咕噜不知道说些什么。　我们多希望你能早点学会说话，这样我们就能知道你心里在想些什么，你眼中的世界是什么样的了。

爱你的南瓜妈妈

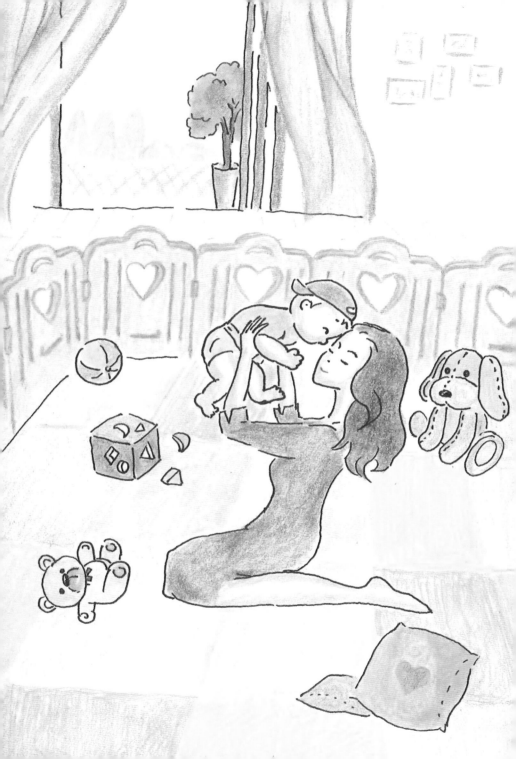

第 *1* 节　婴儿的世界

　　小婴儿们是如此懵懂地面对着这个陌生的世界，他们会有无限的可能，未来有整个世界等待着他们去探索。但对于刚出生的他们来说自己就是整个世界，后来自己和妈妈变成了全世界。慢慢地，世界变得越来越大。虽然现在的他还看不清发生的所有事情，他将来也都不会有记忆。但 0～1 岁时他的大脑、身体的发育变化是如此巨大，生理的发育将和与环境互动所带来的刺激共同影响着他的一生。

一、　惊人的发育速度

　　0～1 岁时的身体发育速度是人一生中最快的阶段。随着身体快速发育与各种能力的发展，使他们从躺在婴儿床里的新生儿，变成能够做到很多事情，并充满好奇、主动探索这个神奇世界的可爱宝宝。但生理发育中出现的问题，也可能会导致心理方面的各种不良后果。

（一）婴儿身体发育

　　婴儿出生第一年，脊柱的发育最快，它的发育标志依次为婴儿 3 个月左右自行抬头、6 个月时独立坐起，8 个月会爬，10 个月会站，1 岁左右独立行走。这些运动能力需要脊柱的支撑，还需要肌肉有足够力量才能完成。出生后 6 个月到 9 个月，皮下脂肪会迅速积累。到 1 岁左右学会走路了随着运动量的增加一般都会慢慢瘦下来。

（二）婴儿期大脑发育

大脑发育从胚胎期就已经开始，新生儿脑重量已相当于成人脑重的 25％，出生时调节心跳、呼吸、注意、睡眠、排泄，大脑运动的延髓和中脑部分的发育已经相当完善了。但构造每个人独一无二的情感、思维、语言的大脑皮层的发育，还有待于出生后的各类刺激。

皮层区域的发育顺序与刺激有着重要的关联，和婴幼儿各种能力发展的顺序也是一致的。胎儿期就能听到外界的声音，这些刺激使他在出生时听觉皮层就已经相当发达。相对的，在子宫中胎儿几乎看不见任何东西，视觉皮层得到的刺激很少，出生时就很不成熟。1 岁以前，视觉皮层、听觉皮层与身体动作有关的区域活动非常旺盛，这一时期正是这些能力迅速发展的时期。婴儿后期开始，语言区开始变得活跃，是语言能力迅速发展的时期。

二、 观察心智发育

（一）婴儿的感知觉发展

婴儿在出生前就为感知这个世界做好了充足的准备。在妈妈肚子里的时候就已形成听觉、视觉和味觉最初的记忆。出生后头一年，他们以远超父母所能想象的敏感与细致的观察力感知着这个世界。伴随感觉经验的增加、大脑皮层进一步发育，婴儿就能在感觉的基础上形成知觉。大约 4 个月大，他们就会知道父母在呼唤他们的名字。7～9 个月时他们会明白那些经常听到的词语指的是什么。他们再长大一点，能对自己的知觉进行思考时，认知就出现了。

婴儿的触觉相当敏感，温柔的触摸是能促进他们发展的良好刺激，也是最有效的安慰手段。未出生的婴儿就已经拥有相当好的听力,他们对嘈杂的声音、大声吵闹都有烦躁不安的表现。轻柔的音乐、母亲的低语、熟悉的声音,则是婴儿们喜欢的声音。相比触觉与听觉,婴儿的视觉就没出生时那么发达了。2个月左右婴儿才能模糊地分辨出母亲的面部特征。大约6个月左右才能看清父母的脸,并具有分辨色彩的能力。随着视觉、运动等各项能力的发展,婴儿们对运动的物体越来越有兴趣,并能随着物体不同的运动状态调整自己的行动。1岁以后,他们能明确意识到深度、距离和物体运动的轨迹。

（二）婴儿动作发展

对父母来说,婴儿每学会一个新的动作,翻身、坐起、爬行……都是激动人心的时刻。婴儿在5个月左右能用胳膊支撑起上身和腿,配合着慢慢爬行。8～10个月,大多数婴儿能独立抬起上身。1岁前后,他们自己站起来摇摇晃晃走的第一步,更是他们人生中的一个里程碑,父母们往往会兴奋地记录下这一刻。

对婴儿来说最主要的精细动作就是手的动作。除了手指手腕的发育,它还需要眼部和大脑的发育,并且多加练习才能做到。婴儿准确地把手指塞到嘴里吮吸,可以算是最早的精细动作。4个月大的他们会去抓取吸引他们的东西,6个月时随着手眼协调能力的提高,他们就能准确地抓到缓慢移动的物品了。大脑的成熟、肌肉骨骼的发育、父母的关爱,共同促成了婴儿动作技能的顺利发展。动作的发展对于婴儿的心理健康有着重要的意义。婴儿们能做的事情越多,就越能以各种不同的方式去体验与感知这个世界。

动作技能发展快慢存在一定的差异,更早学会站立、走路,并不意味着婴儿未来发展会更好。所以父母们没有必要刻意对婴儿的运动能力进行早期训练。但如果一个孩子动作发展明显落后,那就需要引起注意了。

（三）婴儿的情绪发展

情绪有赖于大脑功能的发育，同时也刺激着脑结构的变化。婴儿通过观察以及与父母之间的情绪交流，学习如何表达情绪。情绪发展能帮助婴儿表达需求、缓解压力使自己得到满足，也能帮助他们发现自我、理解他人。对于他人情绪的不同理解，会使婴儿做出不同的行为表现。

刚出生的婴儿只能表现出满足和不满两种最简单的情绪。新手父母们往往会因为不理解婴儿情绪背后的意图而手足无措。但随着观察和经验的积累，父母们就逐渐能够懂得自己孩子是在表达什么。长到 6 个月左右时，父母们会发现婴儿拥有了真正的、可被分辨的喜怒哀乐等情绪了。

学会走路后婴儿的探索能力大大增强了，比如它们可以独立去不一样的房间，到一个陌生的角落。但满足自己好奇心的同时，也会遇到更多的麻烦，于是愤怒、恐惧的情绪越来越多。为了回避这些负面情绪，他们对安全环境和养育者的依恋也越来越明显，反而导致了分离焦虑的产生。

1. 高兴。6～10 周，父母们会发现怀中的宝贝在对他们微笑，这是不同于刚出生时吃饱肚子之后的满足表情。高兴，最初通过快乐的微笑，后来通过放声大笑表现出来。3～4 个月的婴儿，会因为一些新奇的刺激，比如鬼脸游戏、婴儿玩具发出的声响和光线而咯咯大笑。当婴儿发现自己能够去抓取某些东西、能够控制或影响某些物品，比如一些积木或小车时，他们也会大笑。这些积极的体验来自婴儿对新鲜事物的探索以及自我能力的肯定，感到高兴可以促进许多方面的发展。父母们应该保护这些快乐，而不是过多的限制与粗暴的指责。善于用笑容表达快乐的孩子，也能够给他的养育者带来快乐。高兴情绪使父母和婴儿建立起一种温暖、相互支持的关系，能更好地促进婴儿技能的发展。

2. 愤怒和悲伤。婴儿对各种令他们不舒服的感觉、不满意的事物，都会表现出痛苦。较小的婴儿会用低声哼哼或哭泣来表达不满，直到有人来帮他们换了干净的尿布、喂了奶，或者抱抱他们，他们才会安静下来。大一些的婴儿会因为探索行为被限制、事物发展不如自己的预期、感到挫败等原因，越来越多地感到难过与愤怒。于是他们就只好用发脾气、大喊大叫、不愿听从指令以及哭泣来表达。家长或养育者可以通过对孩子的观察来帮助他们及时缓解不适的感觉。

3. 恐惧。恐惧能够使人们避开危险，明显的恐惧在婴儿 6～7 个月大后开始出现。婴儿会害怕发出声响或快速移动的玩具，刚学会爬的婴儿也表现出对高处的恐惧。在尝试接触某个事物并感到安全后，他们会很快克服这类恐惧。但在对于"消失"和"陌生人"的恐惧则会持续很长一段时间。人类天生具有抵御危险和处理焦虑的心理能力，如果焦虑并不过于强烈和持久，婴儿一般都能以自己的力量来缓解压力和减轻恐惧，这种经验有助于培养他们承受压力和主动处理焦虑的能力。

4. 情绪调节能力的发展。情绪调节是自发的、并且需要付出努力才能起到调适的效果。情绪调节是能避免让自己长期处于过度兴奋、不适或焦虑中的本能反应。婴儿在 2 个月左右就开始出现了自己调节情绪的行为。婴儿会通过舒展自己的肢体、专注于观察环境变化，或者吮吸等方式来缓解自己的情绪。在婴儿试着自己开始调整情绪时，父母如果加以干扰，婴儿可能会转而依赖父母。

父母可以通过在亲子游戏中不断调整行为节奏，使孩子既不要快乐过度，也不会痛苦。这些做法会提高婴儿对刺激的耐受力。如果父母善于觉察孩子的情绪线索并及时做出恰当的安抚，他们的孩子就较少烦恼，容易被抚慰，探索环境的兴趣更强。如果父母不善于调节婴儿的压力体验，那么，经常处于应激状态就会影响儿童大脑的正常发育，导致儿童容易焦虑、冲动，调节情绪的能力减弱。

三、 影响发育的因素

婴儿身体和大脑的发育都受着遗传、营养、环境等多方面的影响。婴儿的心理发展伴随着身体和大脑发育同步协调进行，所以也相应地受到这些方面的影响。迅速发育的大脑非常脆弱，怀孕时母亲所患疾病、危险药物、环境毒素、营养不良、不良的生活习惯和心理健康状态等因素都会对婴儿大脑发育造成不利影响。出生后遭遇刺激剥夺以及长期压力等因素也会对其造成损害。

（一）遗传因素

身体发育过程中遗传因素可以说占了绝大多数，人体的成年身高 70%～75% 取决于遗传因素。但是在心理发育方面，像智力、人格、心理健康状况等多基因决定的特质，现在还很难确定遗传影响的细节。抑郁症、精神分裂等疾病与遗传有着密切的关系。但即使是同卵双生子也仅有 50% 的一致率。

（二）营养与卫生因素

婴儿大脑发育需要大量的营养支持。0～6 个月时母乳喂养是最好的选择，可以让宝宝更加健康，中国目前 6 个月以内母乳喂养率已经接近 60%。宝宝 6 个月大时需要添加辅食，世界卫生组织建议添加辅食后，母乳喂养最好持续到 2 岁以后。需要工作的母亲可以采取母乳和人工喂养相结合。合理的饮食结构可以保证生长发育健康平衡，而父母不良的喂养习惯，比如用果汁、高糖的配方奶饮料代替水给婴儿食用，则会对婴儿健康造成不利影响。严重营养不良会造成难以修复的大脑损伤，但过于精细的或大量喂食同样也是有害的。

环境状况也影响着婴儿大脑的发育，联合国儿童基金会在 2017

年底发布的报告显示全球范围内大约有 1 700 万名婴儿生活在空气污染严重的地区。空气微粒污染会损害婴儿的脑组织破坏认知发展，甚至与智商、记忆力、神经性问题有关，影响可能会持续一生。父母们应当采取措施，避免婴儿在家中暴露于有害烟雾的机会。

（三）刺激因素

与营养一样，良好的刺激也是身体发育所必需的元素。婴儿在缺乏刺激的环境中生长会严重影响到大脑的发育。触摸能刺激婴儿的发育，母亲充满爱意的照料——温柔的怀抱，轻声说话，母乳喂养都有利于大脑的正常发育。亲子互动、不同的语言、家庭环境等都是独特的经验，缺乏这些刺激使大脑就得不到正常的发育。婴儿与父母亲近，每天都能得到感官温和刺激的早产儿，会比那些缺乏刺激的早产儿智力和动作发展得更好。

父母的心理状况和家庭关系是为婴儿提供良好刺激的基础。稳定、温暖的家庭环境，则更容易主动产生包括皮肤接触在内的、一系列对婴幼儿发展有益的良性刺激。给出的刺激如果适合大脑的发育阶段，会令婴幼儿得到更好的发育。比如，大脑的语言区在 6 个月后会加速发展。如果父母能多对他们说话，就能为他们开口进行语言交流做好准备。反之，父母如果违背发育规律，对婴儿抱有过高的期望。过早开展各种训练和全面课程，不仅无助于培养更聪明的孩子，反而可能会破坏大脑潜能的发展。婴儿也不需要太多的高新玩具，他们的大脑发育更多的是期待与父母的互动，期望父母看见他们的成长，发现他们的兴趣。

四、婴儿是一块"白板"吗

很多关于婴幼儿的心理发展理论中都能找到来自早期哲学家们理论的踪影。17 世纪英国的教育家洛克支持教养比天性更重要，他认为儿童就像一块白板,性格均由经验塑造。而法国的卢梭则认为婴儿有与生俱来的天赋。达尔文则认为儿童发展遵从物种发展的普遍规律。

人们对于婴幼儿到底是独特的、还是与成人使用同一种方式在感知世界,对婴幼儿的发展来说到底是天性更重要还是教养更重要,这些基本的问题上依旧存在很多争论。各种理论的注重点也并不相同,比如精神分析理论聚焦于潜意识、情绪、人格;行为主义理论重视的是行为及训练;认知理论则更关注思维过程。一些新的理论又偏重于社会环境和家庭对婴幼儿发展的影响。

如今大多数心理工作者都承认人的发展是复杂的,大多数理论形成的共识是,天性和教养对于人的发展同样重要。所有研究者都承认每个儿童有天生不同的特质,也同意人的可塑性。早期经验和后期教育都具有与重要的地位。遗传、脑发育、养育方式、社会活动、所接受的教育等多维度因素,综合影响着一个人的发展。

五、　给宝贝安全感和爱

即使不用学习复杂深奥的心理学理论,人们也能明白照料质量、母婴关系与家庭氛围对于婴儿成长的重要意义。感到家庭是安全的、父母能带来稳定的愉快体验,面临压力时会从父母、家庭得到安慰,婴儿就能有更健康的心理发展、更良好的人际关系和社会适应能力。

(一) 亲子互动

人类婴儿与父母亲密关系的发展是一个缓慢渐进的过程。不论是养父母还是不得不与刚出生婴儿分开的亲生父母都能通过与婴儿的互动建立起亲密的连接。依偎在母亲的怀抱、哺乳的过程、母亲温柔哼唱的儿歌都构成了与婴儿的互动。父亲也可以和孩子建立亲密的连接。婴儿只是睁开眼睛、抓住父亲的手指，就是一种能带来极大幸福感的情感交流。这种早期的亲子互动的情感体验很大程度上影响了未来亲子关系的质量。

当婴儿再大一点，游戏就是亲子互动的主要形式。它能帮助婴儿学习调节情绪，学会判断父母是否稳定存在，以及在压力情境中父母是否能够提供支持。这些婴儿期的经验正是人格形成的重要基础。

婴儿的特征也会影响到亲子互动的质量。早产、先天性疾病、家庭环境等都会对婴儿的心理发展造成不良影响。情绪不稳定的婴儿他们的母亲往往是非常焦虑的，紧张情绪中的亲子互动会使婴儿缺乏安全感。但是，如果父母能够花时间耐心回应婴儿的特殊需要、积极地对待婴儿，亲子间也能形成良好的依恋。

（二）依恋关系

婴儿刚出生就已经能够通过嗅觉来辨认出母亲，母亲的体味能使婴儿感到放松，有时一件母亲穿过的贴身衣物，就能消除婴儿的焦虑与不适。他们通过一些本能的动作，抓到母亲的身体或衣物，哭泣时得到的拥抱和哺乳时注视着母亲的面容，建立起最初的依恋关系。4个月大的时候，他们就能够与母亲交流、有母亲陪伴的时候能够很快安静下来。他们开始感受到自己的行为能够影响他人，如果他们饥饿、孤独、痛苦时的哭泣能得到良好的回应，他们就能形成最初的信任感。6个月以后，大部分孩子对父母的依恋就已经非常明显了。他们会产生分离焦虑，父母不在身边的时候，就会显得烦躁不安。

玛丽·爱因斯沃斯的陌生情境实验划分了婴儿的依恋关系类型。除了安全型依恋以外，其他的回避型、矛盾性，以及后来被定义的混乱型的依恋模式都属于不安全的依恋。简单地说，不安全的依恋是指当婴儿探索外界事物时，如果父母不能成为他们安全的后盾，当他们受挫的时候，父母的安慰往往也起不到相应的效果。大量研究证实了安全的依恋关系是最常见的依恋类型,相比不安全依恋的儿童,在婴儿期和母亲之间形成安全依恋,长大后会更合群、更独立,表达更多积极的情感、更自信,更容易交到朋友。

动物实验验证了母婴之间的连接不仅仅只是喂养关系,还有着深深的依恋。这就是 20 世纪 50 年代,美国心理学家亨利·哈洛与其同事对猴子亲子关系开创性的研究实验——"恒河猴实验"。

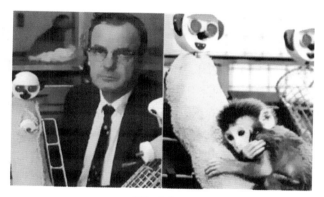

恒河猴实验

在这个实验当中,研究人员制作了一个木头外包棉布的代理猴妈妈和一个铁丝网圆柱体的代理猴妈妈。实验发现,幼猴绝大多数时间是和棉布母亲待在一起,即使棉布母亲不能提供食物,幼猴也会在铁丝母亲那里进食后马上回到棉布母亲的身边。进一步的实验中,把幼猴放到一个陌生的环境中,并用一个吓人的玩具来激发幼猴的恐惧。在受到惊吓的时候,幼猴也是首先跑向棉布母亲那里。这一系列试验证明了,棉布母亲除了提供触觉上的舒适以外,同时也是幼猴安全感的来源。

在另一项研究中,经常被母鼠舔舐的幼鼠表现出较少焦虑和害怕。而较少获得母鼠关爱的幼鼠,身体内会分泌较多的促肾上腺皮质激素、皮质醇等引起紧张感的激素。并且研究者发现,母亲的关爱行为是否充分甚至会激活相应的基因，一只缺乏母亲关爱导致紧张焦虑的老鼠，会把这种紧张焦虑的特质遗传给自己的下一代。

或许我们能从这些动物心理学的实验中得出结论。满足情感需要是婴儿快乐成长的必需品。这种需求如果没有被满足，所带来的伤害可能是长期甚至会代际传递的。

（三）家庭对婴儿心理的相互影响

家庭社会地位、经济状况、婴儿智力发展、气质类型、依恋关系的形成，父母与婴儿之间的互动，以及父母的心理健康状况等，都从不同维度影响着婴儿心理健康。将家庭作为一个整体，系统化的考察每一个因素才能更准确的评价与预测对于婴儿的影响。

例如，经济状况更好的家庭，往往能给予婴儿更丰富的刺激与体验。但如果父母工作繁忙，婴儿就可能缺乏与父母的情感互动。儿童的气质会影响家庭系统的基调，一个过于情绪化的婴儿，父母会花大量的时间和精力来让这个孩子开心，而把自己弄得很疲惫。父母的特质更是整个家庭氛围的主导因素，抑郁和焦虑的父母更容易对婴儿的行为产生消极的看法，并且更容易忽略婴儿的情感需求。父母如果能够敏感恰当地解读婴儿发出的信号，那么孩子就能获得足够的安全感和有助于发展的各项支持。但过于敏感的父母和缺乏敏感的父母则更可能损害到婴儿身体和心理的健康发展。

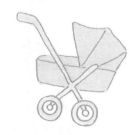

核心信息

婴儿的心理健康与哪些方面有关？

　　婴儿心理健康的发育是一个综合影响的过程。先天的遗传和后天的刺激对于婴儿心理发展同样重要。随着婴儿身体和大脑的发育共同发展。婴儿的先天条件、营养状况、生活环境、家庭经济情况等物质因素影响了婴儿心理发展的基本条件。但父母的心理健康因素、亲子互动的方式与质量则决定了婴儿心理健康发展的质量。

婴儿的身体发育如何影响他们的心理发展？

　　婴儿的大脑具有极强的可塑性，婴儿身体的发育使他们行动方式更多样，能够获得更丰富的刺激。而这些刺激因素则会影响大脑神经网络的发育。大脑不同的发育走向决定了个体成长过程中感知觉、运动能力、思维与语言能力的发展。

婴儿的情绪发展有什么作用？

　　对于婴儿来说情绪表达有着极其重要的保护功能。是满足自身需求和建立良好亲子关系的基础。早期的情绪状态会分化成高兴、悲伤、厌恶、愤怒、恐惧等真正的情绪。婴儿体验和解释情绪的能力有助于认知与社会功能的发展，也是构成独特人格的重要部分。

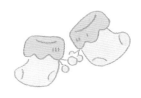

第 2 节 好担心会养成"问题宝宝"

一、要给宝宝做基因检测吗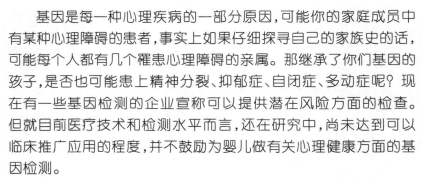

基因是每一种心理疾病的一部分原因,可能你的家庭成员中有某种心理障碍的患者,事实上如果仔细探寻自己的家族史的话,可能每个人都有几个罹患心理障碍的亲属。那继承了你们基因的孩子,是否也可能患上精神分裂、抑郁症、自闭症、多动症呢？现在有一些基因检测的企业宣称可以提供潜在风险方面的检查。但就目前医疗技术和检测水平而言,还在研究中,尚未达到可以临床推广应用的程度,并不鼓励为婴儿做有关心理健康方面的基因检测。

虽然基因影响着人的各种特质,但环境也影响着每一个人,基因本身也会因环境遗传学因素而改变。而且也很难用基因来解释一个人的心理健康、个人成就、学习成绩这些方面。在心理疾病方面以精神分裂症为例,如果父母都患有这种疾病,其子女罹患精神分裂症的大约有 27%,另外有 12% 的可能患其他心理障碍。如果父母一方患有精神分裂症,子女患病的概率大概 7%。父母双方都没有这个疾病,子女仍有大约 0.8% 的可能性换上精神分裂症。其他如抑郁症、强迫症、多动症等心理障碍,虽然也都与遗传相关,但从概率上来说要比精神分裂症小。

二、宝宝哭闹的时候要不要抱抱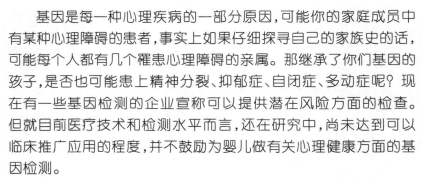

新生儿的父母很快面临的一项挑战就是该如何应对婴儿的哭

闹。婴儿很可能刚刚喝饱了奶，睡了一觉，醒来之后没多久就开始哭闹并尖叫。尿布也还很干爽，抱着他、轻轻拍他、哼唱儿歌或者是抚摸，或许也只能让他稍微安静一小会儿。父母很确定孩子是健康的，但就是不知道他为什么会不停地哭闹。他们这个时候多么期望孩子能够用语言回答"你到底想要怎么样"这个问题。如果父母认为孩子是在故意捣蛋，或者感到孩子严重影响了自己的休息。那么他们就会变得生气、暴躁，甚至用力摇晃或责打婴儿。

有些育儿心理读物会告诉你，孩子是在试图吸引父母的关注，这是孩子与父母之间的最初斗争。他们会建议父母必须赢得这最初的斗争，因为这决定了以后谁拥有对家庭的支配权。有的理论却认为必须及时地给予婴儿回应和安慰。

确实有研究发现：父母延迟对婴儿的回应会降低 6 个月婴儿哭闹的频率。这可能是因为婴儿在学习自己调节情绪。但如果哭泣变得极为强烈，悲伤的感觉持续太久，那么他们就会变得难以安抚，并且会伤害到婴儿管理情绪的能力。所以最好的方式是通过观察和学习，更多地了解自己孩子的情绪表达模式，预防可能会引发他强烈哭闹情况的发生。

三、 要不要早早地做智力测试

父母都希望自己的孩子足够聪明，大多数父母的目标是希望孩子成为一个成功的人。但我们也知道了智力与遗传的相关性较大，也就是说如果父母智力较高，一般来说孩子也会比较聪明。但还有一个事实是，智力极超常的概率只有 2% 左右，145 以上的天才更是只有 0.1%。其实社会成就和智商的关系并不那么密切。很多智力处于中游的人也取得相当不错的成就。

要准确知道婴儿的智力是一件比较困难的事情，婴儿期的智力测验对后来成绩的预测结果都不太准确。儿童的智商在学步期到青少年期会出现较大起伏,很多人的智商分数出现了 20 分甚至更大的变化。今天大多数针对婴儿的测试是用来筛查分数较低的儿童,以便对于可能存在发展问题的婴儿进一步观察和尽早干预。儿童的智力发育受到环境和遗传多方面的影响,一些进入家庭,对父母与孩子的互动进行观察的测试或许比智商测试更为准确。

四、这么认生、这么胆小,怎么办

6 个月以后,婴儿会出现的恐惧情绪,有些是怕高、有些是怕会发出声响、自主活动的玩具。更多的恐惧来自认生,或被称为陌生人焦虑,它取决于婴儿的气质、经验和当前的环境。父母往往会因为不经常见面的祖辈要抱孩子的时候,孩子却大哭而感到尴尬。低月龄婴儿对着谁都笑,是因为视觉发育未成熟,被称为社交性微笑的自然反应。父母们千万不要认为：我这个孩子小时候见谁都笑,怎么大了点反而和人不亲了呢?

孩子是不是过于胆小,那就和家长的态度有关了。小时候胆小的孩子如果他的父母能够消除他们的疑虑、不做吓唬小孩的事情,有助于克服天生的恐惧。不要总是带着孩子去见陌生人,或者逼着孩子坐在陌生的亲属中间,这样反而会加重孩子的焦虑。

婴儿的分离焦虑大约出现在 7、8 个月的时候,有些孩子似乎一步也离不开母亲,只要看不到母亲就会大哭。从依恋理论来看,分离焦虑说明孩子和母亲之间已经形成了比较牢固的依恋。他把母亲视作一个安全的基地、强大的保护者。如果母亲能够鼓励他的探索,他离开母亲的距离就能越来越远,时间也能越来越长。

五、 婴儿能不能看电视、电脑

前面说过在婴儿大脑快速发育的时候,如果能给予相应的刺激,会有助于婴儿能力的发展。有些父母会在婴儿时期就选择一些多媒体教具或视频给孩子观看,希望能够激发婴儿语言、色彩等方面的发展。对此美国儿科学会的建议是 18 个月以下的孩子应该禁止看电子屏幕。因为连续快速变化的画面可能会伤害到孩子的视力。屏幕上的声音和画面会影响孩童的注意力,即使孩子没有直接看屏幕,孩子也会受到光声刺激,这可能会带来压力和睡眠障碍。

最新的一些研究显示婴儿在看电视时,大脑激活的程度较弱,相关区域较少。简单来说这种刺激是无效的。婴儿只有在与父母面对面互动的时候,他们的大脑才会被激活。也就是说如果想教孩子语言的话,亲子阅读比电视节目要好得太多。

而且对电子屏幕的关注会让父母和婴儿变得疏远。如果家长的注意力总是在电视或手机屏幕上的话,婴儿就失去了他们的关注,如果他们总是因为电子产品而受到忽视的话,孩子在未来可能会产生一些行为问题。

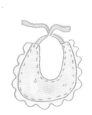
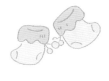
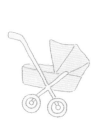

核心信息

出生后,婴儿成长中的问题,很大程度上与环境和抚养方式有关。

1. 婴儿哭闹要不要即刻反应、去抱他,取决于婴儿哭闹的原因。父母要学会分辨和觉察婴儿的情绪表达模式。要让孩子学习自己调节情绪,也不要忽略婴儿强烈的悲伤的感觉。

2. 见人就笑和认生都是孩子发育过程中的正常现象。不要逼迫孩子接受陌生人和陌生环境。母亲要给予足够的安全感,在此基础上鼓励他去探索。

纠正一些认识误区。

1. 基因检测和智力检测不能预测孩子的未来,避免不必要的检测;

2. 视频教育对 18 个月以下的婴幼儿有弊无益,亲子阅读远胜于电视节目;

3. 无论孩子还是父母,对电子屏幕的过多关注会使亲子关系变得疏远;如果孩子因此被忽视的话,会成为孩子出现心理和行为问题的隐患。

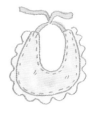

思考题

　　以下是这一章的核心内容提要，你可以参考本章内容和每一节的【核心信息】，试着回答以下这些问题。

　　■ 你第一次感觉到自己孩子展现快乐、高兴的情绪是在什么时候？你还记得当时的心情吗？

　　————————————————————————

　　————————————————————————

　　■ 观察家庭成员和婴儿玩耍的场景，注意过程中每个参与者的表情、声音、姿势和持续时间。

　　————————————————————————

　　————————————————————————

　　■ 父母的情绪对婴儿心理健康有着重要的意义，练习观察自己的情绪。

　　————————————————————————

　　————————————————————————

　　■ 你认为影响婴儿心理健康发展最重要的因素是什么？为什么？

　　————————————————————————

　　————————————————————————

（陈静）

请扫描完成对本章内容的问卷评估，也了解你对本章内容的理解。

你的意见对我们很重要，请认真填写！

第7章

亲密的
小家和大家

　　生育并不是妈妈一个人的事情——爸爸、祖辈、医生、护士、保姆等，都是这趟人生变化之旅的同行者。本章节将会谈谈如何举全家之力共同打造母婴心理健康环境。

南瓜妈妈日记-8

2019 年 3 月 29 日　多云

　　我亲爱的南瓜宝宝，今天你一岁啦！ 时间真快呀，转眼间你已经从软绵绵的"小肉团"长成了一个爱笑爱动的小可爱。 爷爷奶奶和外公外婆今天都来了，我们一家七口人一起拍了全家福，你咧着小嘴巴笑得格外开心！

　　就像你爸爸说的：你是上天最好的礼物，让我们觉得特别幸福。而对于你，来到我们这个和睦的大家庭也是一件很幸运的事情哦！ 从你在妈妈肚子里的时候开始，就有很多人关心和照顾着我们俩：爸爸尽量抽时间陪伴妈妈，每天给你讲故事；外公外婆一直给我们做好吃的，你出生后爷爷奶奶也常常来帮忙照顾，还有其他的长辈们和妈妈的朋友、同事们会来探望和问候……

　　在你出生后有一段时间妈妈情绪低落，你爸爸担心我会有产后抑郁症，就主动承担了很多照顾你的责任，比如晚上陪睡、带你打预防针、陪我们出去散步等，让妈妈觉得特别感动，心情也渐渐好起来。 产假后我开始上班，爷爷奶奶、外公外婆也轮流来帮忙照顾你，让我们这个大家庭更加亲密了！

　　这两天我重新读了一遍怀孕以来写的所有日记。 从你来到我身边以后，我们的生活发生了很多变化，也遇到过一些小问题、小困难，一路走来不算容易。 但幸运的是，在亲朋好友们的陪伴下，我们一起努力适应调整，都顺利地度过了！ 今天抱着你一起吹蜡烛的时候，妈妈也许了一个愿望：希望我们的家庭继续相亲相爱，伴着你健康快乐地长大成人！

　　　　　　　　　　　　　　　　　　爱你的南瓜妈妈

第 **1** 节　不能缺失的家庭支持

一、不要试图思想教育 🌱

怀孕与迎接新生命的过程中,每个人所体验到的情绪都有可能是不同的。除了喜悦、期盼等人之常情外,现实中大部分准爸妈都会或多或少面临如下情绪压力。

焦虑——"我是否会是个好父母?";

恐惧——"生育过程是否会很痛苦?";

内疚——"还没发现怀孕时我喝过酒,那是否会伤害宝宝?";

悲伤——"两人世界时那种无牵无挂的自由感觉是否再也不会有了?";

愤怒——"早孕反应为什么那么不舒服?"

这些情绪的出现有时候有一定的现实基础(例如意外怀孕往往令准爸妈的压力水平值更高),而更多时候则与孕产期生理变化,尤其是激素水平的变化密切相关。作为大自然的精妙设计,人体会在孕产期自动调节到能够照料抚育后代的"模式",这往往意味着更多的"担忧"情绪随之产生——恰恰是这些"担忧"情绪的存在,会让大部分准爸妈调动足够多的资源和能量来更好地照顾自己与胎儿。

这些"担忧"的存在一方面是有必要的,另一方面又令人困扰:不仅令准爸妈自己困扰,也令周围的照料者困扰。有时候周围人会试图通过思想教育的方式来进行"支持",比如对孕产妇说:"你已经是(要)当妈的人了,要坚强一点。"请避免这样说。

对孕产妇而言,体验到这些情绪与个人意志的关联并没有那么大,那些情绪一方面是基于生理变化所导致的心理波动,另一方面也能帮助她去更全面思考新生命到来对未来的生活有何影响与意义。试图用道德意志去调节这部分情绪是不现实的,也有可能会让准妈妈经历更多的情绪压力(例如"为什么别人都能坚强而我不能?")。相应地,当准妈妈(或准爸爸)经历情绪压力时,周围人可以这样说:"生孩子是人生很大的变化,经历这些变化并不是一件容易的事情。也许这个过程中你会有压力和担心,在你有需要的时候,我很愿意听你说说那些想法;如果我能做些什么来让你感觉好一些,你也随时都可以让我知道的,好吗?"

二、 给她拥抱和支持

有研究显示,当丈夫深情凝视或拥抱孕产期的妻子,会使双方都分泌更多的催产素。催产素能使准爸妈的情绪都更加稳定温和,不仅有利于自身情绪状态的调节,也会让宫内的胎儿或已经出生的新生儿发展得更加健康。同理,当周围的家庭关系或社会关系能让准妈妈体验到足够强大的支持,这就仿佛为她构建起了坚实有力的"精神巢穴",让她可以在里面安然走完生育之旅。当一个准妈妈无法获得足够多的人际支持时,就好比她身怀六甲的同时需要孤军奋战于各种状况及隐忧,这种心态下人体所分泌的激素也与平和状态下是不同的。准妈妈的激素状况最终会造就不同的胎儿状况。研究显示准妈妈若在孕产期经历长期而剧烈的焦虑恐惧情绪,出生后的宝宝就更易发生哭闹或睡眠困难等状况,也更容易在青春期甚至儿童期经历心理发展或情绪障碍。

三、 每个家庭成员都要做好调整

生育并不只是准妈妈一个人的事情。当新生命来临时,家庭中每个人的位置都面临着新的调整。对祖辈们而言,需要意识到自己的孩子已经长大成人,能够承担起养育下一代的职责,要尊重支持他们为之所付出的努力,避免把他们当成没长大的孩子一样去干涉各种与育儿生产有关的安排。在理想状态下,祖辈们需要把自己调节到"退居二线"的状态,仅把自己作为经验建议的提供方,避免过度干涉新爸妈的育儿方式。祖辈越是能够放手,准爸妈就越是能够迅速成长起来成为独当一面的父母,一个家庭生生不息的关键即在于此。

在另一方面,绝大多数准爸妈在孕产期也需要来自祖辈或其他亲属的支持,体力上的、精神上的、甚至财力上的;换句话说,祖辈们也往往需要在这个特殊时期付出许多。和准爸妈一样,如果祖辈需要部分或深度参与到迎接新生命的旅途当中,那么自我照顾也会显得尤其重要,这是指做一些事情来让自己生活得更好,以拥有更好的身心状态去面对种种变化。交友、聊天、园艺、手工、旅游、烹饪、体育锻炼等都是祖辈们可以用来调节与照顾自身情绪的方式,即使在家庭迎接新成员到来时,也可以通过类似活动使自己保持积极的精神面貌,有更多心力去支持准爸妈们走好人生这一步。

核心信息

孕产期心理变化并非思想道德问题,而是正常的情绪反应。

良好的人际关系是母婴身心健康的基础,家庭关系或社会关系对于准妈妈的心理健康非常重要。

家庭中每个人都需要为生育做好调整。

第 2 节　身边重要的人

一、准爸爸不要做"猪队友"

对准妈妈而言，准爸爸是这趟人生重大变化之旅中最亲密无间的"战友"。孩子是双方情感的共同结晶，需要双方付出平等的努力来进行照料养育；同时这也是双方共同面对挑战与变化的过程，除了喜悦与甜蜜之外，这种共同面对的过程也是婚姻关系中坚实的一部分。准妈妈与生育有关的各种情绪，准爸爸可能是最直接的倾听者，也是最有力的支持者。

与准妈妈保持规律的聊天会对母婴身心健康大有裨益。准爸爸不妨每天在夜间睡觉前抽出至少 15 分钟时间，和准妈妈进行一些情感交流。

以下聊天内容可能会较好地照顾到准妈妈的孕产期情绪。
- 你今天感觉怎样？有没有察觉到什么变化？有没有什么担心？有没有一些需要我为你和宝宝做的事情？
- 你还记得哪些自己小时候的事情？你以前和自己爸妈的关系怎样？你希望我们成为什么样子的爸妈？
- 你妈妈怀孕和生产时经历过一些特别的事吗？你还是个婴儿的时候有没有一些有趣的细节或故事愿意和我分享一下的？
- 对于即将到来的生产过程，你有没有一些想法要和我分享的？你会觉得紧张吗？有没有一些担心？你希望我在你产前做些什么？

除了定期规律聊天之外，准爸爸还能和准妈妈一起做下列事情来更好地迎接生活的新状态。

1. 制订产检和分娩的预案，提前为分娩做好规划（例如避免在待产期出差、二宝家庭提前安排好谁在分娩期间照顾大宝，以及如何"坐月子"等）；

2. 陪伴准妈妈准备孕产及婴儿用品；

3. 陪伴准妈妈进行适当的运动及散步，用合适的方式给准妈妈及新生儿进行按摩；

4. 和准妈妈一起拜访有新生儿或小婴儿的朋友家庭，体验和讨论未来的育儿安排。

二、　爷爷奶奶、外公外婆看过来

吸取前人的经验在成为父母的道路上也是重要一环。尤其是对独生子女一代而言，由于记忆中并没有见证自己父母照顾小婴儿的部分，成为新手父母的体验几乎是"摸着石头过河"。有时候一些已育的同龄朋友能给准爸妈们带来不少经验借鉴，然而来自祖辈的经验依旧是得天独厚的。祖辈们不仅有可能是一手养育经验的提供者，也可能是最真诚直接的养育支持者。

（一）沟通细节

然而，受制于不同时代的思想理念与现实条件差异，准爸妈与祖辈之间就孕产、分娩、育儿等环节产生分歧也非常普遍（例如：过去没有纸尿布的年代，尽早让孩子学会如厕很重要，大部分祖辈们依旧会觉得需要从婴儿期开始把屎把尿；然而现在纸尿布的透气性已经非常好，完全可以等孩子到了更合适的年龄段再进行如厕训练，那样会更有利于孩子的身心发育，也减轻父母负担。）准爸妈与祖辈要避免把有关育儿方式的讨论变成权力斗争的战场，不然人人都会是输家。为了更好地支持准爸妈，尤其是准妈妈的孕期身心健康，祖辈们不妨在沟通时注意以下细节：

1. 多了解准妈妈的需求，而不是先入为主判断她该怎么做（例如当准妈妈只想清淡饮食，要避免逼迫她吃一些看起来有营养的重口味食物）；

2. 多问问"你感觉怎样?"，尽量避免说"你应该……"；

3. 对准妈妈适应新角色所付出的努力给予认可及鼓励（例如"开奶喂奶是挺不容易的，为了宝宝能喝母乳你也真的付出了很多。"）；

4. 尊重准妈妈的育儿决策，用委婉的方式提出育儿建议（例如"我们那个年代觉得包蜡烛包可以让小婴儿减少一些惊跳睡得更好，不知道你们现在是否还有这样的做法?"）；

5. 包容接纳准妈妈的脆弱与疲劳，提供恰到好处的支持（例如"连着喂夜奶真是非常疲劳的，如果你需要的话我白天帮你带一会儿孩子，你去多休息一会儿。"或者"你有需要的话就告诉我，我帮你照顾一会儿孩子，你出去逛逛街、见见朋友也许心情会好一些的。"）。

（二）实际行动

除了用积极支持的方式进行沟通以外，祖辈们也可以通过一些切实的行动来支持准妈妈们的身心健康。

1. 讲述自己生育分娩有关的经历及故事，帮助准妈妈缓解产前焦虑；

2. 主动了解和学习现代科学育儿理念，请准妈妈推荐相关书籍或阅读材料；

3. 照顾到准妈妈心理"退行"的需求——即使是成年人在面对重大生活变化时，也会通过退回到如小宝宝一般的状态来让自己蓄积足够多的能量以应对未来挑战。准妈妈出现阶段性的挑食、易激惹状态都有可能是心理退行的表现。祖辈要避免误解准妈妈是在针对自己百般挑剔，而要试图从身心层面予以理解，耐心等待她进行自我调节，适应新角色；

4. 认可二人世界对于准爸妈的重要性，无论产前、产后，在合适的契机下要为准爸妈创造机会独处享受二人世界的时光。夫妻关系是母婴心理健康的基石。

三、 医护、月嫂、好友也很要紧

除了准爸爸及祖辈之外，医生护士、护理人员、月嫂保姆甚至社区妈妈群等都是母婴健康的重要基石。在家庭以外，这些社会力量都能以不同形式为准妈妈及新生儿的成长保驾护航，但在另一些情况下，缺乏社会支持也有可能阻碍母婴身心的健康发展。在合作式育儿及社交网络日益发达的今天，社会力量与孕产妇健康之间的关联不容小觑。

当准妈妈进行产检时，医生护士的语气与态度都有可能影响她对于成为新手妈妈这一角色的体验。当新生儿来到家中由保姆帮忙照料时，沟通的方式可能会在潜移默化间影响新手妈妈的自我效能感——"我是否能成为一个足够好的妈妈？"社区或微信妈妈群的交流也会对准妈妈的育儿自信产生各种潜移默化的影响。亲朋、好友、同事，都是支持母婴心理健康的社会力量，在和准爸妈在沟通中需要注意哪些方面呢？

1. 聚焦准爸妈的力量，而非其弱项。天下没有完美的父母，为了让新手爸妈更有自信与效能，各方社会力量在交流沟通过程中都要更多关注与认可他们有力量与资源的部分，例如当一个准爸爸看起来像个孩子似的很爱玩时，可以说："你童心未泯，将来一定会和孩子玩得很开心。"而不是："都要当爸爸的人了，怎么可以自己都像个孩子？"如果准妈妈总是有很多焦虑情绪，可以说"能感受到你非常在意孩子的健康成长，很担心自己是不是做得不够好。你已经是个很有责任心的妈妈了。"而不是："你这样担心对你和孩子都没啥好处。"

2. 即使居于权威地位或富有经验，社会力量在和准妈妈沟通的过程中也要尽量放下预设和评判，多多了解准妈妈内心真实的想法和需求。例如"我注意到孩子一哭你就要把乳房塞给他，自己无法得到充分休息，不知你对此是否感到疲惫不堪？有没有一些原因让你觉得自己不得不那么做？也许我们可以一起讨论下有没有别的选择既能让你多休息一会儿又能让宝宝安静下来？"

3. 当准妈妈在家庭内部经历一些冲突与矛盾时，社会力量可以通过给予理解与沟通来帮助支持家庭关系的良性发展。例如当准妈妈在社群中抱怨准爸爸不够给力时，其他妈妈可以通过分享自己的体验给予支持："很多爸爸一开始都对孩子没很大的感觉，毕竟刚生下来时明显的互动比较少，但多鼓励鼓励他，多让爸爸们帮助换尿布、喂奶照顾孩子，慢慢他会有感觉的，等宝宝越来越大，他们的关系会越来越亲密的。"或者："分娩完之后伤口的疼痛可能真的很难想象，如果你觉得很疼很疲劳的话，一定要主动让另一半知道你的处境，让他替你多分担一些，相信他不是不愿意，很多时候可能只是没有意识到。"

4. 多赞扬鼓励胎儿或新生儿的发展，例如："你看她在你子宫里跷着'二郎腿'，说明里面很舒服呢！"或者："宝宝一直在找爸爸的声音，他好像可以识别出爸爸的声音和别人是不一样的！"诸如此类的表述都能让准爸妈与小宝宝之间更有连结与效能感。同时，强调认可准爸爸在育儿过程中的付出也能更好促进他们的参与感，例如："我注意到爸爸即使那么忙，还是一次不落陪太太来产检，真是一个有担当、会照顾人的爸爸呢。"

核心信息

准爸爸的陪伴与支持有利于准妈妈心理健康。

社会支持包括：医生护士、护理人员、月嫂保姆甚至社区妈妈群等，都是母婴健康的重要基石。

第 3 节 对准（新）爸爸的特别关照

一、他也有"孕期"

男人也会怀孕？这当然不是。但是他也有"孕期"。

虽然胎儿的形成发展与分娩都需要通过母体完成，但有越来越多的科学研究表明，男性在配偶孕期也会经历一系列身心变化，以更好适应父亲的角色。在现实生活中，有不少准爸爸会在准妈妈孕产期间变胖，现实层面上孕妈妈吃得普遍比较好，准爸爸们跟着吃必然会导致体重增长，然而从心理层面上，人类长出更多脂肪有时候正是对于外界压力的一种生理反应：更厚的脂肪仿佛可以让人经受更大的外界冲击与压力。和准妈妈一样，准爸爸们的激素水平也会发生变化，睾酮水平下降，催产素水平上升，这些变化也都会给男性带来阶段性的情绪变化：例如有的人会和准妈妈一样更加温顺平和，有的会体验到阶段性的焦虑甚至低落情绪，有的则更加易激惹，还有的则会选择回避、孤立。对有的准爸爸而言，如果他的童年有许多创伤体验或暴力经历，那么为人父的变化也可能会激活他许多内心压抑已久的动力。

如同我们需要避免像从道德意志层面苛责准妈妈的种种变化一样，对准爸爸的身心变化，也要予以关心、包容与支持。即使在孩子出生后，新爸爸虽然不需要从生理层面承担机体恢复及哺乳、开奶等职责，但照顾新生儿的身心压力也是同样存在的，很多新爸爸会担心自己在未来能否全方位保障家人的生活，能否在孩子眼里活成一个足够有力量、有担当的父亲。如同社会对女性有成为"全能好妈妈"的隐形期待一样，男性也面临着成为"家庭顶梁柱"的隐形期待。对于男性在孕产期面临的身心压力，我们能做的还有很多。

二、 和他交流的技巧

与另一半聊天、拥抱，是促进孕期心理健康最有效的方式。准妈妈们可以和准爸爸定期交流如下问题。

1. 你设想中宝宝会是什么样子的？ 你希望他成为怎样的人？

2. 你的爸爸妈妈当年是怎么养育你的？ 有没有一些让你印象特别深刻的童年故事？

3. 宝宝的名字你有什么想法吗？

4. 现阶段或未来你有什么担心吗？ 有没有一些感受是你难以开口说出来的？ 有没有一些我能做的，让你感觉更好一些？

5. 有没有一些你特别想要和我一起去做的事情？ 我们在孩子出生前还有没有机会出去玩玩放松一下？

三、 不可不说的"性"

孕期想要和另一半进行性生活是非常自然的，只要医生觉得准妈妈的生理条件没有不适宜进行性生活的状况，这样的身心交流方式也是值得鼓励的。

需要在此特别指出的是，"性"是一个很广义的概念，指代的不仅仅是狭义的插入式性交，爱抚、拥抱、亲吻等都是"性"的表达。如果准妈妈因为一些身心状况无法进行插入式性交，也可以通过其他方式来表达爱意与身体接触。很多准妈妈会顾忌自己在孕产期的体形变化，准爸爸可以通过亲密的方式来表达对于准妈妈特殊阶段"美"的欣赏，这在某种程度上会促进准妈妈的心理水平，间接让胎儿也觉得很开心呢。

四、 男人当"自强"

除了与准妈妈保持亲密沟通之外，准爸爸们也可以通过各种方式来自我缓解压力。

1. 建立准爸爸联盟，和其他有育儿经验的男性或同期晋级准爸爸的男性多多交流心得，外出活动解压。

2. 坚持体育锻炼，这不仅可以使准爸爸在孩子出生后有足够好的体力帮助育儿，也可以分泌多巴胺缓解孕产期情绪压力，改善孕产期"爸爸肥"。

3. 安排一些和准妈妈的二人世界活动，比如外出就餐、逛街、逛公园、短途旅行等。即使在孩子出生后也要通过定期约会经营好婚姻关系。

4. 邀请准妈妈一起听一些情绪舒缓的音乐，欣赏一些电影电视剧。

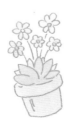

核心信息

男性在妻子孕产期间,也面临身心压力。

准妈妈们可以和准爸爸定期交流,促进孕期心理健康。

孕期性爱的表达有助于心理健康。

准爸爸们也可以通过各种方式来自我缓解孕产期压力。

第 **4** 节　二宝、大宝，都是心头宝

随着二胎政策的全面落地,有越来越多的准妈妈们需要在再次怀孕时面对老大的情绪安抚问题。很多准爸妈在得知怀上二胎的时候,心情都是复杂的。喜悦之外,也会担心自己是否会因为老二的到来而冷落老大,甚至会内疚这样的安排是否分走了老大本来拥有的爱。更多的时候,准爸妈们会直接感受到老大的情绪行为变化,感觉束手无策,并最终自己陷入焦虑与担心中,增加了不少孕产期心理负担。其实通过良好的沟通和支持,大宝也能平稳度过二宝来临的特殊期哦。

一、 妈妈怀二宝，大宝会有哪些表现

当得知妈妈再次怀孕时,无论大宝处在哪个年龄发展阶段,他们对此的反应都会各不相同,但大致会呈现如下三种模式。

1. 好奇与疑惑。大宝可能会通过问很多问题来展现内心的好奇与疑惑:"小宝宝为什么会跑去妈妈肚子里?""妈妈到底要怀孕多

少时间才能让小宝宝出来?""为什么小宝宝看起来什么都不会?"当走在路上的时候,大宝也可能会对其他小婴儿表现出格外多的兴趣,也会要求给自己买一个娃娃来体验当妈妈养小宝宝的感觉。

2. 不安与纠结。大宝的情绪和行为可能会出现明显的波动,比如重新开始尿床夜醒、容易发脾气等。家中再要来一个小宝宝的现实对于大宝而言是需要时间去消化的,在此期间他自己可能会退回到一个小宝宝的状态,准爸妈们要有足够的耐心与包容去面对大宝暂时的情绪波动。事实上,大宝越是能够在妈妈孕期呈现出这些情绪,他越能够在妈妈产后更好接受小生命的到来。

3. 回避与麻木。有的大宝看起来对于妈妈再次怀孕的现实毫不在意,即使周围大人告诉了他这个变化也似乎没什么特别的反应。这种状态经常会让准爸妈以为大宝并不在乎二宝的到来,或者并不明白妈妈再次怀孕意味着什么,但这些都是误解。有时候在面对一些令自己难以消化的现实和情绪时,孩子会通过回避或漠不关心的方式来隔离那些事件所带来的压力。如果周围人因此忽略了他内心的真实感受,那么他可能会难以自己消化与面对眼前的重大变化。准爸妈可以继续关心大宝的行为动态,当他准备好来问更多问题时,或者表达更多情绪时,应给予充分的倾听与接纳。

二、 陪伴大宝走过心态复杂的二宝到来期

很多二胎妈妈在孕产期会因为大宝的情绪波动而感到困扰,自己也会因此出现各种焦虑、担心、自责的情绪。帮助大宝更好地走过这个阶段,也是在帮助准妈妈更好地实现平和的孕产心境。

不同年龄阶段的大宝对于妈妈再次怀孕的现实会有不同程度的理解方式。但即使是不会讲话的孩子也能察觉到妈妈和整个家庭因为再次怀孕而出现的微妙变化。"不隐瞒,不欺骗,不夸大"是重要的沟通原则。

3 岁以下的孩子表达能力有限，更多会以行为退行的方式"表达"自己的内心情感，准爸妈可以用语言帮助孩子描述内心不安的内容，以使孩子相信自己的情绪是被父母所看见和容纳的。3～6 岁的孩子一方面会对弟弟妹妹的到来有复杂的情感，但又会非常好奇生命诞生的过程，他们对于小宝宝到底是怎么来的、怎么长大的，会有强烈的求知欲；更大一些的孩子因为有了学校伙伴的陪伴，对于妈妈再次怀孕的事情看起来并不会那么在意，但也会以自己的方式表达出各种想法和情绪，真诚的倾听与对话在处理任何成长压力时都是管用的。

无论是哪个年纪的孩子，准爸妈们都可以用如下方式帮助他们更好度过二宝到来期。

1. 用孩子能够理解的方式，第一时间告知他妈妈又怀孕的消息。并且向他保证爸爸妈妈一如既往会很爱他，并欢迎他把自己的问题和感受与爸爸妈妈交流。

2. 尽量让孩子参加妈妈的产前检查，无论他看上去是否能理解那样的过程。让大宝参与到准妈妈的孕产期中是重要的，这会让大宝确认自己依旧是家里不可或缺的一部分，并且能够为迎接新成员的到来而做些什么，这会让他更快进入哥哥姐姐的角色。

3. 不要逼迫大宝一开始就像个哥哥姐姐，他甚至有可能会需要一段时间退回到小宝宝般的状态才能更好面对自己在家庭中的新位置。

4. 准备好迎接大宝就孕产期提出的各种问题，有必要的话可以通过绘本等方式帮助大宝理解孕育过程。

5. 允许大宝在家中划出自己的专属空间及专属用品。不要强迫大宝把自己的小床让出来给弟弟妹妹。孩子能够自主分享的前提之一是知道自己的专属物权都是被尊重了的。

6. 尽力倾听与接纳围绕大宝的阶段性情绪。安排好分娩期间大宝的照料人选，并提前知会他，让他知道自己无论如何都会被好好照顾到。

三、 帮助大宝更快适应新角色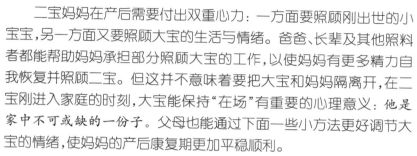

二宝妈妈在产后需要付出双重心力：一方面要照顾刚出世的小宝宝，另一方面又要照顾大宝的生活与情绪。爸爸、长辈及其他照料者都能帮助妈妈承担部分照顾大宝的工作，以使妈妈有更多精力自我恢复并照顾二宝。但这并不意味着要把大宝和妈妈隔离开，在二宝刚进入家庭的时刻，大宝能保持"在场"有重要的心理意义：他是家中不可或缺的一份子。父母也能通过下面一些小方法更好调节大宝的情绪，使妈妈的产后康复期更加平稳顺利。

1. 不要逼迫大宝迅速拿出哥哥姐姐的姿态，他也需要一段时间去适应弟弟妹妹的到来。

2. 事先不要夸大弟弟妹妹的状态，如"马上会多个人和你玩"并不符合一个新生儿吃睡为主的状态，这会令大宝感到失望和困惑。

3. 引导大宝观察弟弟妹妹的状态，但允许他对此表现出拒绝或没有兴趣。

4. 在换尿布或喂奶时，让大宝可以同期做一些其他工作来辅助爸爸妈妈或模仿爸爸妈妈。例如递尿片，或者假装给自己的小玩偶喝奶。

5. 与大宝约定一个每周固定的单独约会时间，在他烦躁于爸爸妈妈要照顾老二无法陪伴他时可以提醒说："记不记得我们周六上午约好要一起去看电影的？我很期待呢，你呢？"

6. 允许大宝流露出对于二宝诞生的各种情绪，最终他们彼此都会发现对方是生命中的礼物，但在那之前也许会有一个过程，保持耐心与倾听。

核心信息

当得知妈妈再次怀孕时，大宝对此的反应大致会呈现如下三种模式：好奇与疑惑、不安与纠结、回避与麻木。

二胎妈妈在孕产期会因为大宝的情绪波动而感到困扰，帮助大宝更好走过这个阶段也是在帮助准妈妈更好实现平和的孕产心境。

二宝回家后，父母可通过一些小方法调节大宝的情绪，使妈妈的产后康复期更加平稳顺利。

第 5 节　家庭养育方式与婴幼儿心理健康

　　家庭养育方式与婴幼儿成长之间有着相辅相成的关系。一方面养育方式会对孩子的成长产生影响；另一方面孩子的先天气质也决定了家庭需要用怎样的方式去养育孩子。例如当一个孩子天生是个急性子时，周围照料者回应的方式就需要更加迅速灵敏一些；而对于慢性子的孩子，周围照料者就需要更加敏感细致地去观察孩子的实际需求。当一个婴儿降临到一个家庭中，每个成员的生活都会面临改变。

一、新生命对家人关系的影响

　　除了新生命降临的喜悦之外，新生儿的到来也往往伴随着缺少睡眠、手忙脚乱、茫然无措的时刻。尤其对于第一次当爸爸妈妈的人而言,这些变化与过去的生活相比可以说是翻天覆地的。有研究表明,缺少睡眠本身就会使人情绪波动明显变大,更易出现焦躁、焦虑、紧张、恐惧等情绪。这些变化不仅仅会让人面对生理与心理上的压力,也会让家庭内部关系的动力与冲突更加清晰地呈现出来。例如一个强势的祖母可能会和坐月子的新手妈妈因为育儿理念不同产生冲突;新手妈妈可能会埋怨新手爸爸不够细致耐心等。每个家庭在新生命到来时都面临着重新"洗牌"与调整,"各居其位"的状态往往是经历了一个磨合阶段之后才能实现的境界,充满冲突与整合的过程并非个别现象,所有的家庭成员需要对此做好心理准备并耐心以对。

另一方面,"看门人情结"也是导致养育冲突的原因之一。"看门人情结"是指孩子的每个主要照料者都会希望拿出最好的资源来支持他的成长,这种愿望有时候会是排他的,仿佛守卫着孩子以确保他能得到最好的养育。当主要照料者之间出现理念冲突时,一方面需要看到"看门人情结"的背后是各方希望孩子得到最好成长的善意,另一方面也需要意识到那样的善意应当互相促进而非拖累孩子的发展。养育孩子不应成为家庭内部权力斗争的战场,不然没有一方会是赢家。

当新生儿来临后的剧变调整阶段逐步度过之后,整个家庭会以新的秩序与位置运转,一个良性的新体系会是稳定和宜人的。

二、　家庭关系对新生儿的影响

很多人误以为新生儿"听不懂也不会说",以为他们完全不会知道家庭中发生的变化与冲突。但事实上,有许多富有经验的父母都会反馈类似的经历,以表明即使再小的孩子都有可能对环境中的变化有所反应。例如有的新生儿从月子中心回到家里会哭闹几晚；有的新生儿在爸爸妈妈吵架后特别容易出现夜醒；还有的新生儿会在月嫂阿姨离岗之际出现厌奶、夜醒等状况。现代科学研究表明，新生儿对于环境中信息线索的捕捉远比成年人想象的要敏锐。换句话说，如果希望让新生儿有一个良好的心智发展环境，光让他吃饱穿暖是不够的，还需要提供足够稳定的环境支持与依恋关系。

家庭关系模式也是孩子未来建立与外界人际模式的雏形。如果父母对新生儿说话的态度是和风细雨的，那么孩子对外界的反馈也会是温柔友好的。如果家庭成员互相之间恶言相加，即使孩子还听不懂语言具体指代的内容，但那种充满敌意的态度也会影响他未来与外界互动的方式。如果家中充满冷漠麻木的气氛，比如明明有重要的成员离世但没有人谈论与安抚就此产生的情绪困扰，那么表达能力有限的孩子就可能会被压抑的气氛包围但又不知如何应对，最终也许只能像成年人一样选择回避。孩子就像是一面镜子，家庭关系中的模式都会最终呈现在孩子的行为与成长当中。

三、 合作式育儿的沟通小技巧

大部分爸爸妈妈都会选择在休完产假后回归工作岗位，这就涉及会有更多照料者加入共同育儿的行列中，这其中有祖辈，也有保姆等服务提供者。平衡好各方照料者之间的关系对于母婴心理健康也是至关重要的，这其中会涉及一些沟通小技巧。

1. 理解每个人的成长背景不同，避免把不同的观念视作是权力斗争。例如当祖辈提出不穿尿裤时，那可能只是因为他们没有经历过用尿片育儿很便利的体验；或者当保姆阿姨没有用开水涮奶瓶就开始冲奶粉时，那可能只是她自己的经历中并没有这样的要求。保持积极沟通是实现合作式育儿的第一步。

2. 每个人的理解能力也不同。当对祖辈或保姆提出育儿建议时，指令宜简单清晰，避免太过理论化。

3. 和各个照料者共同分享孩子发展的喜悦，例如孩子学会抬头时可以顺势感谢其他照料者为之付出的努力。

4. 遇到育儿理念不同，先了解对方想法背后的动机，认可那些发自善意的动机，并且进一步探讨对孩子发展有利的方案。若其他照料者有意愿进行学习，可推荐自己认可的读物或文章供学习参考。

核心信息

当新生儿来临后，家庭关系也会因此发生变化，整个家庭会以新的秩序与位置运转。

家庭关系对新生儿会造成一定的心理影响，家庭关系模式也是孩子未来建立与外界人际模式的雏形。

平衡好各方照料者之间的关系对于母婴心理健康也是至关重要的，这其中会涉及到一些沟通小技巧。

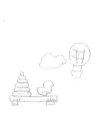
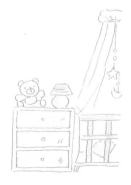

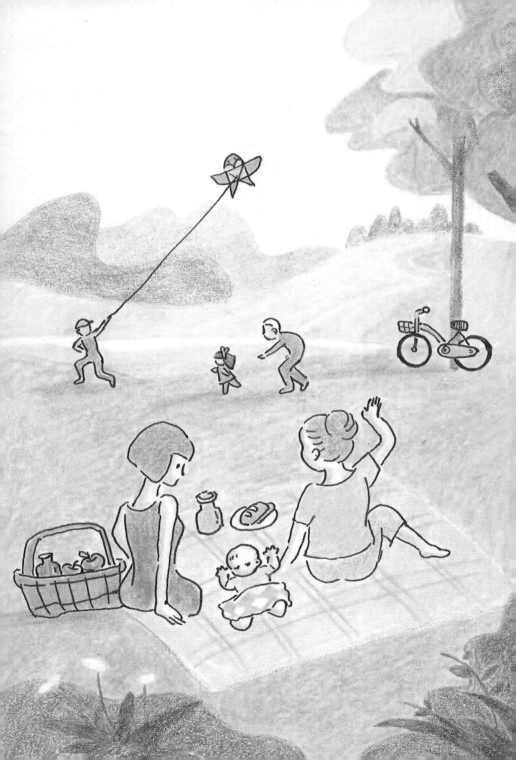

思考题

　　以下是这一章的核心内容提要,你可以参考本章内容和每一节的【核心信息】,试着回答以下这些问题。

- 身为支持母婴心理健康的社会力量,在和准爸妈的沟通中需要注意哪些方面?

　　_____

　　_____

- 准爸爸们可以通过哪些方式来自我缓解孕产期压力?

　　_____

　　_____

- 当得知妈妈再次怀孕时,大宝对此的反应大致会呈现哪三种模式?

　　_____

　　_____

(严艺家)

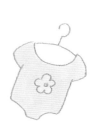

请扫描完成对本章内容的问卷评估，也了解你对本章内容的理解。

你的意见对我们很重要，请认真填写！

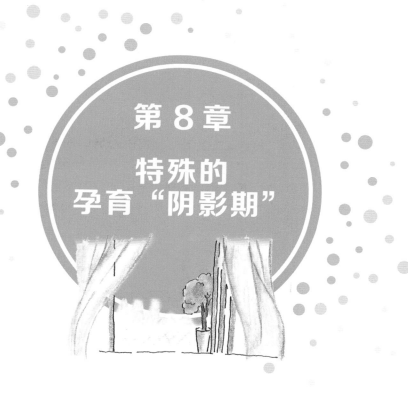

第 8 章

特殊的
孕育"阴影期"

这个章节为那些孕育情况特殊，或者有特别遭遇的人们而写。希望能减少他们在孕产阶段的痛苦和无助，尽快地走出人生中的阴影期。

第 1 节 未婚先孕

根据国家相关部门的统计,全国每年有将近 500 万例的未婚流产,这个数字仅是在官方医疗机构统计的,某些在黑诊所做的还没包含统计在内。更令人触目惊心的现象是：未婚先孕者越来越多集中在青少年人群,青少年占流产人数的 50％,估计每分钟便有 10 名少女进行不安全流产。

一、自卑、恐惧、焦虑、愤怒

我国未婚母亲尚不能被社会所接受,同时计划生育政策也不允许,未婚妇女缺乏合法婚姻的保护,她们对孩子将来的成长的担心会多于已婚妇女。这一群体普遍年龄偏低,对妇女保健知识缺乏认识。突然的身体变化、躯体不适使她们茫然不知所措。不少研究显示,未婚先孕妇女身心症状总分高于已婚孕妇,说明未婚先孕妇女的心理健康水平不如已婚孕妇。

（一）自卑害羞

因未婚先孕者无论在家庭或在社会都可能会受到指责、嘲讽,一旦发现怀孕就后悔自责,有罪恶感,觉得不能抬头做人,可能怀疑自己的人品。特别是一些未婚先孕的中学生,既不敢告诉老师、家长,又羞于告诉朋友、同学,很长时间里只能自己独自面对压力,会表现为愁眉不展、敏感、学习效率下降。

（二）焦虑不安、恐惧

有的未婚先孕者会出现不愿接受怀孕事实的心理,怀疑检验结果;有的害怕遇到熟人,害怕医务人员的训斥、嘲笑;担心被男朋友抛弃;对手术有恐惧感等。对手术的恐惧感主要是源于对手术过程的不了解、怕痛、怕影响今后的生育等想法。临床观察发现未婚先孕者对手术的恐惧心理明显高于已婚妇女,有的患者本来害怕手术的疼痛,但出于无奈和害羞心理,手术过程中表现出极为强烈的克制,即使痛得很厉害也不敢吭声,害怕医务人员及家人的指责。担心舆论谴责、缺乏亲人的关心,内心充满无助和痛苦。对人流相关知识缺乏了解,惧怕疼痛,担心人流不全及术后并发症对以后的工作、生活、生育能力、婚姻家庭产生影响等。

（三）抑郁

未婚先孕后有很多现实的问题不得不面对:当事人双方的关系何去何从? 胎儿怎样处理? 怎样调整当下的生活来应对身体的变化? 在处理这些现实问题的过程中,很多人会表现出情绪极其低落、悲观、失望、无助、绝望等。对腹中胎儿的处理,由于不得不选择流产,更会出现内疚,自责,觉得自己杀死了未出生的孩子。当医生询问病史时常常不愿意开口,有的甚至隐瞒病史。

（四）偏执、愤怒

未婚先孕作为一个应激事件,女性在这个时期身心均面临挑战,内心更是敏感脆弱。这个过程如果没有及时得到足够的尊重、理解、关爱、帮助,进而会产生偏执、愤怒的情绪,表现反应强烈,情绪易激动,对家庭社会不满,拒绝帮助,无法理性地处理现实问题。

二、关注未婚先孕的继发问题

未婚先孕目前还得不到社会上性道德和性伦理的承认,一旦怀孕,未婚女性很难保持良好的心态,不利于胎儿的发育。对于到了婚龄的女性，迫于社会压力有可能匆忙奉子成婚，但由于感情不成熟、事业条件不具备，有可能导致不幸的婚姻。

很多青少年女性由于身体发育还不成熟，还没有达到最佳的生殖状态，未婚先孕时可能选择人工流产。然而流产对女性身心伤害很大，不仅在身体上给女性造成极大痛苦，在心理上也会造成阴影。有的青少年不选择去堕胎，而是做出极不负责的举动—弃婴或溺婴，殊不知这些是违法犯罪的行为。还有的青少年不得已会把孩子生下来，从此由无忧无虑的青少年变成了负担沉重的"少女妈妈"和"少男爸爸"。

人工流产手术作为避孕失败的补救措施，是一种安全系数较大、死亡率极低的计划生育手术，但任何一种终止妊娠的方法对生殖道健康均潜伏着一定的危害性。如果意外受孕时自我保健意识差，选择一些不正规医疗机构进行流产手术，可能导致生殖道感染，使输卵管的管腔堵塞，堵塞程度不同而发生不同的并发症，若输卵管不完全阻塞则可致宫外孕的发生，若输卵管完全堵塞易致继发性不孕症，多次流产更有可能造成习惯性流产。

三、 未婚先孕者自助指南

未婚女性往往不了解产前就诊的信息，不知道应该及时去妇产科医院，特别是去计划生育门诊咨询以降低妇产科疾病的发生。很多未婚先孕者出于羞耻心理，很容易去一些不正规的小诊所进行人流，可能导致生殖道感染，给日后带来更多的痛苦。

1. 求助心理热线。目前全国范围有很多免费的心理危机干预热线，可以第一时间寻求心理的帮助，当然未婚先孕对很多未成熟的少女而言是一个复杂的心理创伤，有条件的话最好寻求更加系统完善的心理帮助，比如去专业精神心理卫生机构接受心理咨询或者心理治疗。

2. 心理咨询。未婚先孕者面临很多突如其来的未知和不确定，这些都可能激起内心焦虑、抑郁、恐惧等，加上这类事情可能很难启齿向亲朋好友说，这时候如果能够鼓起勇气去接受专业心理咨询，释放缓解内心压抑、矛盾、痛苦的情绪，得到情感上的支持和理解，可以减少心身健康的损害。

3. 法律救助。对于极个别的未婚先孕可能是由于性侵后的结果，这种情况下所面临的身心伤害就更大了，除了尽早去正规医疗专业机构求助以外，还需要及时寻求法律救助，保护自身权利。

四、 学校和家长可以做什么

（一）预防为主

家庭、学校应重视性教育，包括性生理方面，性心理方面、性伦理道德方面以及性法律方面的相关知识的传授。作为家长和学校应该尊重青少年的人格，帮助他们正确地理解性观念，向他们提供保护自己性健康的知识和技能，培养他们做出更好的有关两性关系决定的能力，使他们形成正确的价值观，增强自尊心，增强性关系的责任感，从而为青少年走上社会，进入恋爱、婚姻、生育、抚养孩子的时期做好一定的知识和心理的准备。国外比较成功的性教育方法有联合国艾滋病规划署倡导的"ABC性教育活动"（A：避免婚前性行为；B：对配偶或一个性伴侣保持忠贞、不搞性乱；C：正确使用安全套）。

（二）及时提供帮助

一旦发生婚前性行为和未婚先孕时，家长和学校、单位要用正确的教育和帮助方法，绝对不应歧视、讽刺、挖苦和责骂，应避免增加她们的精神创伤；要尊重她们的人格，从爱护、帮助和同情的角度出发，倾听、安慰、陪伴，这个时候亲人宽容、理解的态度，不离不弃的陪伴尤其重要。

延伸阅读

　　未婚先孕作为生命历程中的重大事件，有不同应对方式。一些社会，婚前性行为和怀孕违背禁忌，最宽容的出路就是奉子成婚，中国很多地方就是如此。2012年佛山市某镇育龄妇女调查中，32.4%有未婚先孕经历，其中70%因孕结婚。实际上，欧美社会曾有类似预期，才有了"Shotgun wedding（奉子成婚）"的说法。只是由于社会经济原因，欧美逃避责任的男人增加，妇女日益独立，加上宗教或法律对堕胎的抑制，非婚生育才变得普遍。而中国社会对非婚生育的支持度低，对堕胎的容忍度高，甚至认为流产不是什么大事。2009年中国15～19岁妇女生育率为6‰，仅占美国的1/5；1990年中国人流手术次数超过当年出生人数的70%，目前仍然在40%以上，是美国的两倍以上。因此，中国非婚生育、未成年生育及与此相关的单亲家庭、儿童养育等社会问题不如欧美国家严重，但未婚先孕、奉子成婚、婚前流产却很普遍，由此带来对妇女身心健康、家庭幸福、长远发展的隐性伤害值得关注。

核心信息

　　常见的未婚先孕者心理特点有：自卑、害羞、恐惧不安、焦虑，抑郁、偏执愤怒。

第 2 节　试管婴儿孕产妇

　　20 世纪 70 年代,英国首次采用自然周期取卵进行体外受精胚胎移植技术(IVF‑ET),也就是俗称的试管婴儿技术。1978 年 7 月 25 日,世界上第一例试管婴儿成功地降生在英国爱华德医院。试管婴儿技术不仅给不孕妇女带来了福音,而且深刻揭示了人类生育过程的某些奥秘,谱写了人类控制、调节生育的新篇章。

　　随着人工辅助生育技术的迅速发展,许多不孕不育夫妇借此成功生育。值得注意的是,由于此项技术的特殊性,人工辅助生育孕产妇可能合并早产、多胎妊娠等并发症,同时又背负着来自社会、家庭、经济等各方的压力,均可导致其特殊心理状况的形成,严重时可影响母婴生命安全。

一、"珍贵儿"带来的苦恼

(一)焦虑

　　很多接受人工辅助生育的准妈妈都经历过各种失败的怀孕经历和不孕不育的治疗。婚后多年不孕的结果、各种社会压力、长年的治疗以及人工辅助生育本身的经济花费,使准妈妈们在接受人工辅助生育技术以及怀孕期间有更多心理负担,担心手术是否成功,怀孕后又倍感胎儿的珍贵,害怕流产及死胎,担心胎儿的健康与否、担心自己是否可以顺利生产,这些都会让准妈妈焦虑不安,并进一步引发饮食、睡眠的问题。

（二） 抑郁

使用人工辅助生育技术受孕的准妈妈常常感觉不如自然怀孕妇女幸运，当不孕症夫妇选择生殖医学帮助后，昂贵的医疗费用，漫长的观察和治疗，对治疗的有效和失败的担忧，会使准爸妈们体验到各种身心干扰，常伴有自尊心、信心和健康的丧失，有的甚至伴有亲属关系的问题等，会令这类准妈妈们感到悲伤失败。特殊的受孕方式、特殊的身心背景，特殊的经济压力，常造成准妈妈们不愿与外界交流，不想让人知道怀孕的经过，有问题很难找人倾诉，这样更是增加了心理负担，容易出现抑郁情绪。

（三） 人际关系敏感

接受人工辅助生育治疗的患者，由于要承受来自社会、家庭、自身等各方面的压力，导致人工辅助生育准妈妈们不愿与他人接触交流，害怕社会压力；特殊的受孕方式、治疗过程，使得他们身心俱疲，不想积极参与社会工作和生活，对外界的言论或反馈过度敏感，部分还表现有易怒、神经质，甚至沉默无语或者出现偏执、多疑的症状。

（四） 躯体化症状

人工辅助生育准妈妈们多数受多年不孕不育问题困扰，迫切想要孩子，一旦受孕成功，既兴奋又紧张，在孕期身体出现任何变化，即使是正常现象，也会反应过度，很容易出现躯体化症状，担心自己身体会不会出什么状况，担心腹中胎儿是否有异样，可能会出现各种身体上的不适，比如：失眠头疼，心慌，胃部不适，腹痛，腰酸，尿频等。

二、 心理问题的影响因素

影响不孕症夫妇在接受人工辅助生育治疗期间的心理健康状况

的因素包括准妈妈自身因素、有关人工辅助生育人工辅助生育治疗的因素、是否拥有冷冻胚胎、婚姻关系以及应付方式等。

（一）自身因素

导致不孕的原因很多，可能源自女方、男方或男女双方的因素，因而使接受人工辅助生育治疗的不孕夫妇的心理受到不同的影响。当不孕仅由女方因素引起，准妈妈在自尊缺乏和内疚方面有更明显的表现。另外准妈妈个体素质、性格特点也会造成一些心理问题的易感性，比如焦虑、抑郁、强迫的性格特点的准妈妈在接受人工辅助生育治疗期间更容易出现情绪问题。

（二）治疗因素

1. 治疗持续的时间。研究显示人工辅助生育准妈妈的心理压力与不孕症治疗持续的时间之间存在相关性，心理压力在治疗的第一年增高，而第二年较少回到正常水平，第三年之后心理压力不再增加。在接受治疗持续时间为 2～4 年的不孕症夫妇比治疗时间少于 1 年的夫妇情感影响明显。研究指出不孕症妇女在人工辅助生育治疗失败后的严重抑郁和不孕症的持续时间有关。

2. 人工辅助生育治疗的结果。研究证实，悲伤、愤怒和抑郁是所有接受人工辅助生育准妈妈治疗失败后普遍的反应，而且这些情绪反应在治疗结束 5 周后仍然存在。不孕症妇女在人工辅助生育治疗失败后的一般健康问卷和贝克抑郁自评问卷的得分显著高于在治疗前的得分，大约参加者的 13% 有自我伤害的想法，而焦虑和抑郁症状在人工辅助生育治疗成功后降低。人工辅助生育治疗的失败、不孕症治疗方法的可行性和有效性等是产生焦虑情绪以及焦虑情绪严重程度的影响因素。

3. 治疗的不同时期。在接受人工辅助生育治疗的准妈妈中，一般而言心理压力在胚胎移植后到确定妊娠前的等待期间是最大的，其次是等待胚胎受精结果期间，再次为取卵期间。准妈妈中非常高的焦虑和心理压力水平，生理上表现为一定的血清人绒毛膜促性腺激素水平的变化，但在这些妇女的心理评分和生理的激素浓度之间并没有相关性，目前不能证明高的焦虑和心理压力水平导致不良的妊娠结局。

4. 治疗的周期数。约有 25％接受人工辅助生育治疗的准妈妈在治疗失败后的 3 周出现明显的焦虑和抑郁症状，同时发现个体在治疗前的焦虑和抑郁症状可以预测治疗后的情感反应。重复人工辅助生育人工辅助生育治疗周期的准妈妈的焦虑状态、抑郁状态的检出率高于首次人工辅助生育人工辅助生育治疗周期的准妈妈。治疗周期次数 5 次及以上的夫妇比治疗周期次数为 1～2 次的夫妇体验到更多的情感干扰。在治疗前已经有一个孩子的准妈妈抑郁症状较没有孩子的准妈妈轻。

（三）是否拥有冷冻胚胎

随着人工辅助生育治疗技术的不断进步，出现了冷冻胚胎技术。对于接受人工辅助生育治疗的不孕妇女，拥有冷冻胚胎者比没有冷冻胚胎的妇女更乐观，悲观的心理反应更低。

（四）婚姻家庭关系

和睦的夫妻关系、良好的家庭氛围，可以令接受人工辅助生育的准妈妈感受到更多的体贴、关心、支持，更能包容她们因心理压力大而表现出的各种负面情绪，有利于摆脱不良情绪的困扰。

三、心理问题的应对措施

（一）接受健康教育

人工辅助生育准妈妈多存在明显的抑郁焦虑情绪、人际关系敏感、躯体化症状多等不良情绪,对于治疗过程的不了解更容易加重准妈妈的不安。接受健康教育有助于正确认识人工辅助生育技术,了解治疗过程需要承担的大致医疗费用,掌握平时的注意事项,消除过分担心、不安、焦虑等负面情绪,解除内心的困惑。

（二）心理治疗

1. 正念减压训练。正念减压疗法主要包括正念呼吸和正念内省、正念冥想和步行冥想、身体扫描、正念瑜伽、坐禅等。通过正念练习,可以改变认知的偏差,正确看待疾病,能积极应对压力,从而有效地缓解压力,改善抑郁和焦虑情绪。通过培育"正念",并将正念融入日常生活中,从而建立积极乐观的心态。另外,正念减压中"有意识地察觉""注意当下"的注意能力的训练,有助于坦然接受和面对事实,从而改变对人工辅助生育的看法和态度,积极配合治疗,进而提高了自我情绪管理的能力。

2. 认知行为治疗。认知行为治疗旨在改变患者的认知-心理意象、观点信念和思维方式,以帮助患者克服情绪障碍和行为问题的常用心理治疗方法。研究显示,接受认知行为治疗后人工辅助生育准妈妈的心率、血浆皮质醇水平、收缩压均有明显降低,说明认知行为治疗可以有效减少心血管和神经内分泌对紧张的反应。

3. 夫妻或者家庭治疗。对于夫妻之间存在明显矛盾,家庭关系严重影响了人工辅助生育准妈妈心理状况的情况,可以考虑去专业精神卫生机构接受夫妻或者家庭治疗,协助家庭消除异常、病态情况,以执行健康的家庭功能,从而改善准妈妈的心理状态。

（三）药物治疗

对于个别人工辅助生育准妈妈在尝试了接受健康教育,心理治疗,还是存在明显的焦虑、抑郁情绪,并且明显影响了日常生活,这时需要考虑药物治疗或者药物结合心理治疗,需要去专业的精神卫生机构接受治疗。

延伸阅读

　　国内有人把常规人工辅助生育、单精子注射技术,胚胎遗传病诊断技术、卵浆置换技术等人工辅助生育及其衍生技术分为第一、二、三、四代人工辅助生育技术,这可以理解为根据时间次序做出的区分,但若宣称"这些技术一代比一代强"则是不科学和不符合实际的。这些技术均有各自的适应证。常规人工辅助生育适用于输卵管因素造成的女性不孕、男性因素与不明原因不育;单精子注射技术适用于由输精管阻塞或缺如,睾丸活检示生精功能正常或严重少精症、弱畸精症引起的男性不育;胚胎遗传病诊断技术适用于患有遗传性疾病不能生育或患有恶性肿瘤不能生育的夫妇先对胚胎进行基因诊断或治疗后才能移植;卵巢置换技术适用于年龄太大或身体不好的女性,只要具备排卵能力,即有可能生育。由此可见,不同情况选择相应的人工辅助生育技术,均有可能成功地受孕,生下健康宝宝。

核心信息

　　人工辅助生育准妈妈常见心理特征有：焦虑,抑郁、人际敏感、躯体化症状等。
　　人工辅助生育准妈妈的心理问题的应对措施有：健康教育、心理治疗(包括正念减压训练、认知行为治疗、夫妻或者家庭治疗)、药物治疗。

第 3 节 先兆流产与流产

一、最忌讳的词——流产

准妈妈们最忌讳的一个词语莫过于"流产",每位女性在孕期都或多或少担心过这件事情的发生。它像是阳光的阴暗面,总是伴随着喜悦出现在孕期的较前阶段。妊娠于 28 周前终止者称为流产。流产从初见端倪发展到妊娠终结经历一系列过程,根据其不同的阶段,可给予不同的诊断名称,比如先兆流产、难免流产、不全流产、完全流产、过期流产等。如在妊娠 12 周前自然终止者称早期流产,在妊娠 13～28 周自然终止者为晚期流产。从不同地区、不同阶层及不同年龄的统计,自然流产的发生率在 15%～40%,约 75% 发生在妊娠 16 周以前,发生于妊娠 12 周前者占 62%。

二、"留"还是"流"——先兆流产

随着生活节奏的加快,爆炸式的信息传递模式,不少医疗知识被老百姓泛而不深地囫囵吸收。特别是在高龄孕妇和初次怀孕的准妈妈中,很多人都在谈先兆流产,孕早期偶发阴道出血,可能马上就开始慌了,去医院"打保胎针"吃"保胎药",甚至"卧床不起",采用最原始的方法保胎。但是我们要知道,并非所有的孕期出血都叫先兆流产。会导致孕早期阴道出血的原因有很多,比如胚胎正常发育过程中也有可能造成出血。

胚胎正常发育,因为 HCG 对子宫内膜的刺激或机械力的作用造成局部血管破溃,出现少量阴道出血(不是先兆流产)。此时胎心可

以是好的，而后胚胎依然正常发育。

这种情况下的孕期出血就像所有出血一样，我们什么也不做，出血也会慢慢停止的。也就是说，孕期出血的本质在于子宫内膜，先兆流产的概念应当特指胚胎停育后要排出体外之前的状态（其中的症状之一是孕期出血）。因此并非所有孕期阴道出血都叫先兆流产，只有胚胎因为停育而要排出体外，在分离过程中出现的阴道出血，才称之为先兆流产。此时的先兆流产是不可避免的。

如何区分是胚胎正常发育过程中子宫内膜血管在 HCG 刺激或机械力的作用造成的出血，还是胚胎停育（真正的流产）或宫外孕导致的阴道出血呢？产科的专业建议是，在孕 6 周前靠激素（HCG，雌二醇和孕酮）检查，孕 7 周以后靠超声检查。如果检查的结果没有问题，准妈妈们大可放宽心，安抚下自己焦虑的心情，按照自己的孕期计划，期待不久后小生命的降生。

三、 更深的伤痛——习惯性流产

自然流产连续发生 3 次以上，每次流产往往发生在同一妊娠月份，我们需要考虑是否为习惯性流产。造成习惯性流产的病理因素除了胎儿自身发育不良的因素外，母亲的妊娠条件也是重要因素。早期习惯性流产（指流产发生在妊娠 12 周以前）一般多与遗传因素，母体内分泌失调及免疫学因素等有关；晚期习惯性流产（指流产发生在妊娠 12 周以后），多与子宫畸形、宫颈发育不良、母亲与胎儿血型不合及母亲患疾病等因素有关。面对习惯性流产，大部分女性的心理是痛苦而绝望的，和偶发的自然流产不同，习惯性流产给女性和家庭带来的伤痛更加深刻。随着现代生殖医学的进步，已经有越来越多的检测手段可以找出习惯性流产的原因，同时尽最大可能纠正可变环境。但是，并非所有习惯性流产都能得到治愈，或许积极配合治疗，调适心情、接受现实，接受不完美的生活，是我们唯一能做的，最有益的事情。

四、流产后的自责、哀怨

揭开孕早期出血并非全都是先兆流产的面纱后，我们需要带上勇气面对真实的流产。正如前文所提，我们再次梳理一下自然流产的过程：胚胎在妈妈的子宫内发育到一定阶段出现问题，导致这些问题可能有很多，比如胚胎发育缺陷、基因、自身免疫等，于是胚胎停止发育。此时，自然流产开始发生，孕妇雌孕激素生理性下降，出现母体免疫排斥，微血栓形成，导致子宫内膜包裹着胚胎和母体分离，分离过程中导致阴道出血（先兆流产）；宫口打开、胚胎排出过程中伴随着阴道出血和腹痛（难免流产），胚胎完全排出体外，腹痛停止，宫口闭合（完全流产）；阴道出血和褐色分泌物停止，自然流产结束。

（一）自责自罪——抑郁情绪

遭遇一次流产，很多女性会陷入自责自罪中，比如认为流产是自己造成的，会流产是因为自己的大意疏忽造成了小生命的消失。常常会听到女性朋友这样"忏悔"她们的流产经历。

"那时我还太年轻，后悔没有听老人的话，怀孕的时候吃了些不该吃的东西（某种水果、某种肉类），后来孩子没保住"；

"如果我当时不去吃某种药/做某件事……就好了，那个孩子如果顺利出生已经有 * 岁了"；

"后悔路走多了，应该一开始就在家躺着，很多过来人都说，躺满 3 个月就安全了"。

但事实真的如此吗？大量的研究和文献报道显示，流产的根本原因是胚胎停止发育，90%的胚胎停育都是因为胚胎自身异常导致的。也就是说，无论准妈妈做了或者没做什么，这个小生命可能注定不属于这里，母亲的某些行为充其量只能算是一个非常次要的诱发因素。流产,对于一位女性、一个家庭来说是不幸的,但是如果准妈妈们长期不能释怀,让自己沉浸在自责自罪中,那将是更加痛苦且不理智的行为,因为抑郁情绪带来的心理负担将会对下一次受孕产生负面影响。要知道,一位适龄妇女发生一次自然流产,再次妊娠不做任何干预,成功率是85%。即使连续两次停育也可以都是因为胚胎自身异常导致的(而且这个概率能达到50%),也就是说发生过两次停育的夫妇不做任何干预,再次妊娠的成功率能达到50%以上。

（二）怨天尤人——焦虑激惹

现代社会自然流产(排除任何原因的人为流产)的概率是高了还是低了?无论大数据的结论是什么,大部分老百姓更愿意相信,流产率是增高的。环境污染、转基因食品、工作压力大、亚健康的生活方式,甚至不称心的伴侣/家人等,总之,现代生活的一切都可能成为流产的外在诱发因素。因此,遭遇流产之痛的妇女有时会将一切不幸归因于外。其实,这是一种心理学上常见的负性认知。假设＝结论、以偏概全、将遭遇"最大化/最小化"是我们最常见的负性自动思维。

假设＝结论："二手烟的危害非常大，我这次肯定是因为吸到二手烟才会流产的"；

以偏概全："我流产了1次，可能以后再也怀不上孩子了"；

最大化/最小化："这个社会已经完蛋了，我的家庭也快完蛋了，而我则是个不合格的女人"。

在这些负性认知的基础上,不少女性因此会继发对内焦虑、对外愤怒的情绪,总是埋怨周围的人和事,也不愿意宽恕自己。流产作为一个应激事件,女性在这个时期身心均面临挑战,内心更是敏感脆弱,这个过程如果没有及时得到足够的尊重、理解、关爱、帮助,进而反而会产生偏执、愤怒的情绪,表现反应强烈,情绪易激动,对家庭社会不满,拒绝帮助,无法理性的处理现实问题。

五、 怎样减轻痛苦和伤害

遭遇流产后的妇女多存在明显的抑郁焦虑情绪、人际关系敏感、躯体化症状多等不良情绪,对于未来能否再次怀孕、会不会再次发生流产的忧虑,更容易加重女性的不安,接受健康教育有助于正确认识未来的路,了解流产的原因,今后的注意事项,消除过分担心、不安、焦虑等负面情绪,解除内心的困惑。

（一）心理治疗

1. 认知行为治疗。
2. 正念减压训练。
3. 夫妻或者家庭治疗。

具体做法参见 P147 试管婴儿孕产妇及其家庭的心理治疗章节。

（二）药物治疗

对于流产后妇女在尝试了接受健康教育,心理治疗,还是存在明显的焦虑、抑郁情绪,并且明显影响了日常生活,这时需要考虑药物治疗或者药物结合心理治疗,需要去专业的精神卫生机构接受治疗。

核心信息

流产有这几种情况:先兆流产、难免流产、不全流产、完全流产、过期流产等。

流产后的情绪变得很糟糕可这样调整:接受健康教育;接受心理治疗;练习正念训练;必要时接受药物治疗。

第 *4* 节 死产和新生儿夭折

一、 一场噩梦，痛失所爱

（一）死产

随着医学的发达和剖宫产的普及，死产的概率已经降低了很多，但是万事都有可能有"黑天鹅"发生，遭遇到这种极低概率事件，对准妈妈和整个家庭来说将是非常沉重的打击。妊娠满 28 周及以上（如孕周不清楚，胎儿体重达 1 000 克及以上）的胎儿在分娩过程中死亡，是医学意义上的死产。导致死产的因素有脐带病变（脐带扭转、脐带脱垂等）、胎儿因素（畸形、胎儿宫内发育迟缓、感染、多胎等）、母体病变（过期妊娠、妊高征、心血管疾病、中毒性休克等）、胎盘因素（胎盘早剥、前置胎盘等）。

（二）新生儿夭折

新生儿，指的是胎儿娩出母体并自脐带结扎起，至出生后满 28 天的婴儿。呱呱坠地的小婴儿并非一出生都健健康康，有一块阴云常常笼罩在产床上，比如新生儿窒息，以及遗传病、理化因素导致的新生儿夭折。

以新生儿窒息为例，这是出生后最常见的紧急情况，大多由于产前、产时或产后的各种病因，使胎儿缺氧而发生宫内窒迫，或娩出过程中发生呼吸、循环障碍，导致生后 1 分钟内无自主呼吸或未能建立规律呼吸，以低氧血症、高碳酸血症和酸中毒为主要病理生理改变的疾病。新生儿窒息的抢救是医护人员和死神的一场拉锯战，争分夺秒，积极抢救和正确处理可以大大降低新生儿死亡率及预防远期后遗症。

产科有专业的新生儿健康状况评分表，如阿普加（Apgar）评分，即大家熟知的阿氏评分，该评分表包括 5 个方面，分别是：皮肤颜色，心脏搏动强度和节律、呼吸、肌张力和运动、反射。以这五项体征为依据，满 10 分者为正常新生儿，评分 7 分以下的新生儿考虑患有轻度窒息，评分在 4 分以下考虑患有重度窒息。大部分新生儿的评分多在 7～10 分之间，医生会根据孩子的评分予以相应的处理。轻度窒息的新生儿一般经清理呼吸道、吸氧等措施后会很快好转，预后良好。可是如果不幸发生，新生儿重度窒息或者经全力抢救后仍回天乏力，那么产妇和整个家庭将不得不面对这样一个晴天霹雳。

二、噩梦后的心理问题

遭遇死产和新生儿夭折的孕产妇是准妈妈群体中的特殊个体，有研究显示，死产后孕产妇患产后抑郁症的概率高达 47%，同样的情绪问题也会发生在遭遇新生儿夭折的产妇身上。死产/新生儿夭折对于准妈妈而言，不仅要承受异常分娩给身体带来的痛苦，还要面对精神上的打击，她们不会像正常产妇一样有痛苦过后的喜悦和成为母亲的自豪感，反而要面对自己或周围环境带来的心理压力、巨大的失落感、负疚感及其他负性情绪。家人及产妇及早意识到此时存在的心理问题，及时干预、必要时专业治疗，对减少产后并发症、产后抑郁症的发生有重要意义。

（一）应激相关障碍

孕妇一旦被确诊为"胎死腹中"或经历新生儿夭折，情绪必定是天堂到地狱的过程，血脉相连的几个月、甚至怀胎十月已经建立的母子感情瞬间崩塌，所有的期待、对未来的计划全部化为泡影，对产妇来说这是一个重大的应激事件，导致应激相关障碍的发生。急性应激障碍多发生在应激事件刚刚发生时，临床表现的初期为"茫然"阶段，以茫然、注意狭窄、意识清晰度下降、定向困难、不能理会外界的刺激为特点；随后，患者可以出现变化多端、形式丰富的症状，包括对周围环境的茫然、激越、愤怒、恐惧性焦虑、抑郁、绝望以及自主神经系统亢奋症状，如心动过速、震颤、出汗、面色潮红等。有时，患者不能回忆应激性事件。这些症状往往在24～48小时后开始减轻，一般持续时间不超过3天。急性应激障碍还有一种临床亚型，称为"急性应激性精神病"，是指由强烈并持续一定时间的心理创伤性事件直接引起的精神病性障碍。以妄想、严重情感障碍为主，症状内容与应激源密切相关，较易被人理解。而与个人素质因素关系较小。一般病程时间也不超过1个月。

如果产妇的情绪症状、精神症状存在时间超过4周，需考虑创伤后应激障碍的可能。创伤后应激障碍一般在精神创伤性事件发生后数天至6个月内发病，病程至少持续1个月以上，可长达数月或数年，个别甚至达数十年之久。其核心症状主要有创伤性再体验症状、回避和麻木类症状、警觉性增高这三个方面。比如产妇在死胎、新生儿夭折事件发生后，思维、记忆或梦中反复、不自主地涌现与这段创伤有关的情境或内容，也可出现严重的触景生情反应，甚至感觉创伤性事件好像再次发生一样（创伤性再体验）。或长期或持续性地极力回避与创伤经历有关的事件或情境，拒绝参加有关的活动，回避创伤的地点或与创伤有关的人或事，有些患者甚至出现选择性遗忘，不能回忆起与创伤有关的事件细节（回避和麻木）。有些产妇还可表现出逃避现实生活、滥用成瘾物质、自伤或自杀行为等，这些行为往往是患者心理行为应对方式的表现。同时抑郁症状也是常见的伴随症状。

（二）抑郁障碍

本书第五章详细描述了产后抑郁症的发生机制，以及社会、心理影响因素。正常分娩的妇女尚是抑郁障碍的高发人群，何况是经历这样的非正常孕产过程。产妇对死胎和新生儿夭折不能客观看待，认为自己是"罪魁祸首"，自责自罪、失去生活动力，失眠、拒食等。她们抑郁障碍的发生率更高，抑郁症状的程度更严重，自杀、自伤风险也更大，有极大可能达到中度抑郁发作，且消极高风险。这部分产妇在住院时的情绪问题，应得到医护人员高度重视，及时请精神科/心理科会诊，及时采取药物治疗、心理干预。

（三）焦虑障碍

遭遇死产或新生儿夭折，不仅是产妇的噩梦，也是整个家庭的悲恸。产妇和其他家庭成员可能要承受来自社会、家庭、自身等各方面的压力，导致产妇更加不愿、也难以与他人接触交流。即使有些产妇可能客观上接受了丧失的现实，但是主观上巨大的心理落差，以及对产科知识的缺乏，往往产生严重的焦虑情绪。担心这次的不幸将影响再次怀孕，或者担心再孕后胎儿的健康等。此外，产妇可能会顾及他人的看法，担心被家人责备、被人背后讨论等。有些产妇可能会表现为担心、焦虑、怨天尤人，对健康的孕产妇产生嫉妒心理，对医护人员无理迁怒，甚至发展为医闹。不少职场女性在遭遇这一变故后，对工作难以投入，生育问题已经使她们身心俱疲，更加不想积极参与社会工作和生活。对外界的言论或反馈过度敏感，部分还表现有易怒、神经质，甚至沉默无语或者出现偏执、多疑的症状。

三、 走出噩梦，迎接新生

（一）孕产妇：相信噩梦醒来是早晨

曾有一位名人这样说过"所有打不倒你的，必将使你更强大"。的确，母爱柔软又坚韧，当母爱遭遇死产/新生儿夭折，势必有很多压力和负面情绪随之而来，要积极地面对它、了解它、战胜它，整理好心情,为未来的新生命做准备。面对孕产期遭遇的特殊情况,首先要面对问题,了解实际情况。比如,绝大多数妇女在经历过一次死产经历之后,下一次怀孕时很大概率能够生出一个健康的宝宝。同样,新生儿夭折的和再次怀孕以及分娩过程的关系亦是如此。当我们了解到死产/新生儿夭折的科学背景后,就更有基础为下一次怀孕和分娩做准备。

如果产妇在遭遇事件后,超过 1 个月的时间或更长的时间,仍存在严重情绪问题、睡眠问题、进食问题,也请对自己、家人和将来的小生命负责,及时到精神/心理科就诊,寻求专业帮助。

（二）家庭：做她最坚强的后盾

家庭是产妇最大的依靠和动力,对于产妇而言,最强大的支持来源于配偶。有调查表明婚姻满意度低,缺乏家庭的支持和帮助,尤其是缺乏丈夫支持的产妇更易患产后抑郁症。当家庭遭遇事件后,家庭成员,尤其是丈夫应主动协调好夫妻关系、婆媳关系,尽可能多陪伴在产妇身边。家庭、社会及其他有关人员应除在生活上关心、体贴产妇外,还要耐心倾听其倾诉,使其从心理上树立信心、消除苦闷心境,感到自己在社会中、在家庭中及家人心目中的地位。同时,指导产妇注意调整心态,正确对待和处理产褥期间工作生活的各种变化,及早融入社会生活中。

（三）医疗卫生机构：提供专业的支持

遭遇死产/新生儿夭折的产妇比正常产妇更容易发生产后心理障碍,情绪症状、生理情况的异常也更突出,更明显。医护人员应及时发现产妇的异常情绪,做好心理疏通工作,尽可能创造一个良好的休养环境,可以使产妇心情舒畅。此外,产妇经历引产、分娩痛,加之胎儿夭折,体力和精力消耗巨大,需要有充分的睡眠和休息,在治疗和护理过程中,尽量集中进行所有的治疗操作,动作轻柔,减少不必要打扰,避免谈论刺激产妇情绪的话题。同时,提供专业的产科和生殖医学建议,适时进行心理咨询,必要时请精神科/心理科会诊。

(四) 社会和职场: 给予包容和援助

不少职场妇女由于怀孕、分娩,本就需要申请一段时间的产假,再遭遇了特殊情况,可能还需要更长时间的假期用于身体创伤和心理创伤的恢复。如果因此失去劳动就业的机会,导致家庭经济上的压力加重,这可能也会成为产后心理问题的诱发因素。社会和职场的支持是产妇遭遇变故后重新振作的动力之一,周围环境更多的包容和支持,每位公民多了解一些基本的心理卫生知识,不仅可以提高对精神心理的问题的识别、减少自杀自伤风险的发生率,也可以在一定程度上帮助特殊遭遇人群早日走出阴霾。

核心信息

- 死产/新生儿夭折的原因有:脐带病变(脐带扭转、脐带脱垂等)、胎儿因素(畸形、胎儿宫内发育迟缓、感染、多胎等)、母体病变(过期妊娠、妊高征、心血管疾病、中毒性休克等)、胎盘因素(胎盘早剥、前置胎盘等)。
- 遭遇死产/新生儿夭折的产妇可能会发生的精神心理问题有:应激相关障碍、抑郁障碍、焦虑障碍。
- 缓解特殊遭遇的产妇心理问题,从孕产妇、家庭、医疗机构到社会职场环境都需要相应的措施。

第 5 节　胎儿缺陷

一、上帝亲吻过的天使

　　胎儿畸形是指胎儿在子宫内发生的结构或染色体异常。胎儿畸形约占活产儿的 3％。全世界每年大约有 500 万缺陷婴儿出生,平均每 5～6 分钟就有一个,85％以上发生在发展中国家。严重的畸形可导致胎儿/新生儿死亡或严重残疾。最常见的胎儿缺陷包括: 21 三体综合征、先天性心脏病、神经管缺陷、唇腭裂、多指/趾、脑积水等。

　　1. 母体或环境因素。放射线早孕期胎儿吸收的放射线过量,胎儿畸形的风险会明显增加。化学剂某些药物可导致胎儿畸形,尤其是在早孕期使用时,因此妊娠期用药应在医生指导下合理用药。农村妇女妊娠期应避免接触农药。长期大量饮酒可导致胎儿酒精综合征,表现为小头畸形、智力低下和特殊面容。重金属(汞、铅等)增加胎儿畸形的风险。孕期母亲感染某些微生物可导致胎儿感染并导致胎儿畸形,如风疹、巨细胞、单纯疱疹、弓形虫、梅毒等。早孕期高热、孕期高血糖、糖尿病、孕妇早孕期血糖控制差,可增加胎儿畸形的风险,主要是先天性心脏病、神经管畸形、唇腭裂等。饮食因素,食物中叶酸缺乏增加胎儿神经管缺陷和唇腭裂的风险。

　　2. 遗传因素。是指来自父母亲的遗传物质的异常而造成畸形。如父母染色体异常、父母携带突变基因等。有时是受精卵自身发生了染色体分离异常或基因突变。近亲结婚时,由于夫妻双方携带相同异常基因的风险增加,导致某些隐性遗传病的发病率显著增加,因此近亲不宜结婚或生育。

　　有人很感性地用"被上帝亲吻过的天使"来形容这些孩子,因为上帝的偏爱,接受了上帝的亲吻之后,他们就变得如此与众不同。的确如此,这些孩子是不幸的,他们来到这个世界便与众不同;但他们也是幸运的,他们不仅拥有上帝的爱,还有机会获得母亲的爱,和来自周围的爱。

二、天使的"留"与"流"

目前,我国对重大胎儿缺陷进行孕期筛查,主要包括:21 三体综合征、18 三体综合征、开放性神经管缺陷、无脑儿、重度脑积水、某些严重的先天性心脏病等。通过胎儿彩超,胎儿影像学检查、介入性产前检查(包括基因检测)等先进检查手段,许多畸形胎儿在宫内获得了诊断并采取相应措施。但目前对胎儿畸形的产前诊断率并不令人满意,主要原因在于:即使医疗技术日新月异,但是仍不能百分之一百保证所有的胎儿畸形在宫内就被发现。第二,即便产前诊断出高度的畸形风险,但是其严重程度以及是否能够治疗仍然是医疗技术的局限性。第三,在有些欠发达地区医疗条件的限制,使得产前诊断难以广泛开展。多数非致死性畸形不需要在孕期进行外科干预,如先天性心脏病等,可在出生后进行手术治疗。但部分胎儿畸形可能影响胎儿的宫内安危,需要在孕期进行干预。由于手术风险大、技术要求高,目前多数胎儿宫内治疗尚处于试验性阶段。

在得知存在胎儿缺陷风险后,"留"还是"流"是摆在准爸爸、准妈妈面前的一道生死抉择题。无论做出何种选择,都是一个家庭对未来生活的选择。无论"流"还是"留",给准妈妈带来的精神冲击都是不可避免的。选择"流",内疚、自责、惋惜;选择"留",则需要更大的勇气和底气。可能还有一些家庭会感到深深的焦虑:有过这样一次胎儿畸形史,还能再有一个健康的孩子吗?某些类型的胎儿畸形,再次妊娠会有一定的再现率,如 21 三体染色体异常(又称唐氏综合征或先天愚型,多见于高龄产妇),再次妊娠,对年轻的母亲来说仍有 1%~2% 的复发率;而对高龄产妇来说,年龄越大,复发的机会就越大。因此生过唐氏综合征儿的妇女，再次妊娠前后一定要做进一步检查，以利优生。生过开放性神经管畸形，如无脑儿、脊柱裂胎儿的孕妇，再次妊娠发生开放性神经管畸形的机会增加。据报道孕前 3 个月每日服用叶酸，可减少再发生率。妊娠后需查血清甲胎蛋白，还需做羊水穿刺化验甲胎蛋白水平，也要做 B 超检查，以观察胎儿无异常。生过先天性心脏病孩子的孕妇，再次妊娠胎儿仍有 1%～2% 患先天性心脏病的危险。因此，孕期做胎儿超声心动图检查，对及时发现问题是必要的。

胎儿畸形多种多样，孕前有可能预防的，应积极采取措施；孕前不能防止的，孕后也需做必要的检查，以利及时采取措施。

三、 天使的成长之路

我国先天残疾儿童总数高达 80～120 万，占总出生人口总数的 4%～6%。也就是说，平均每 100 个新生儿中就有大约 5 个孩子是先天缺陷。一些先天畸形可以通过外科手术或者长期的治疗得到纠正，比如脑积水的脑室分流手术、唇腭裂的修补术、先天性心脏病的手术治疗、苯丙酮尿症的药物治疗等，但是这个过程并非那么容易。2017 年上映的一部电影《奇迹男孩》说的就是这样一个故事。面部先天畸形的奥吉在出生后得到了父母、姐姐和周围朋友的爱，并成长为一个乐观、积极、智慧的男孩。电影中，占据了整块黑板的面部矫正手术手环让人触目惊心，看上去积极乐观的奥吉和他的家人们，其实经历过多少次痛。在一次次的痛苦后，仍能让奥吉保持这样的性格，父母的心理素质和对孩子的教育方式令人钦佩。影片传递出的精神适用于每一个有先天畸形孩子的家庭：平常心，用力爱，不放弃。

除了可以纠正的先天畸形外，还有一些情况是难以逆转的，比如先天愚型、自闭症等。这些先天发育异常虽然难以通过手术或药物治疗,但是可以通过后天的训练,保存较好的社会功能。需要注意的是,这些孩子在婴幼儿时期常反复患呼吸道感染,伴有先心病者常因此早期死亡。肌张力随年龄增长逐渐改善,而生长发育进度与正常儿差距逐渐加大。

面对这个特殊的小生命,父母应提前制订好训练计划,为孩子的未来早做准备。目前常常提到的综合措施,包括医疗＋教育训练＋社会服务,对患者以进行长期耐心的教育和训练,对孩子进行预备教育以使其能过渡到普通学校上学,训练孩子掌握一定的工作技能。通过耐心的教育和训练,在监护下,孩子的生活多可自理,甚至可做较简单的社会工作而自食其力。家长和学校应帮助孩子克服行为问题,社会应对残疾儿的父母给予一定的物质支持和精神支持。

同时需要注意,"被上帝亲吻过的天使"通常内心极其敏感,如果他们没有来向你寻求帮助,请不要盯着他们看。你的无视,就是对他们最大的尊重,你的态度,也最能体现出你的教养。

给父母的便签条

1. 面对先天有缺陷的孩子,父母便是他/她最坚实的依靠,为母则强,收起自怨自艾,振作精神,开始从长计议。

2. 特殊教育学校可以作为选择之一,特教学习一般由政府、企业事业组织、社会团体、其他社会组织及公民个人依法举办的专门对残疾儿童、青少年实施的义务教育机构。最大限度地满足社会的要求和特殊儿童的教育需要。

3. 父母的爱,是给予孩子的最好的教育。用一颗平常心发展他们的潜能,使他们增长知识、获得技能、完善人格,增强社会适应能力,成为对社会有用的人才。

核心信息

特殊孩子的成长中,父母是孩子最坚实的依靠,父母要强;
父母的爱要足够;特殊学校是很好的资源。

胎儿缺陷的原因有孕产妇因素和环境因素、遗传因素。

准妈妈及家属在面对胎儿畸形问题时,常有以下心理
特点。

1. 选择"流",内疚、自责、惋惜;选择"留",则需要更大的勇气
和底气。

2. 焦虑,有过这样一次胎儿畸形史,担心还能不能再有一个
健康的孩子。

思考题

　　以下是这一章的核心内容提要,你可以参考本章内容和每一节的【核心信息】,试着回答以下这些问题。

　　■ 未婚先孕者心理特点有哪些?

　　_____

　　_____

　　■ 人工辅助生育准妈妈常见心理问题的影响因素有哪些?

　　_____

　　_____

　　■ 如何面对流产事件,相关的干预措施有哪些?

　　_____

　　_____

　　■ 遭遇死产/新生儿夭折的产妇可能会发生哪些精神心理问题?

　　_____

　　_____

　　■ 特殊孩子的成长中需要注意哪些问题?

　　_____

　　_____

（金金）

请扫描完成对本章内容的问卷评估，也了解你对本章内容的理解。

　　你的意见对我们很重要，请认真填写！

附录一　自我测评量表

一、爱丁堡产后抑郁量表

你此时正在孕期或者刚生了孩子,我们想了解一下你的感受,下面有 10 道题,每一题都有 4 种选择,请圈出一个最能反映你**过去 7 天**感受的答案。

---

1. 我能看到事物有趣的一面，并笑得开心
   0 同以前一样
   1 没有以前那么多
   2 肯定比以前少
   3 完全不能
2. 我欣然期待未来的一切
   0 同以前一样
   1 没有以前那么多
   2 肯定比以前少
   3 完全不能
3. 当事情做错时，我会过分责备自己
   0 从来不这样
   1 很少是这样
   2 有时是这样
   3 多数时间是这样

（续表）

4. **我无缘无故感到焦虑和担心**

　　0 一点也没有

　　1 极少这样

　　2 有时候这样

　　3 经常这样

5. **我无缘无故感到害怕和惊慌**

　　0 一点也没有

　　1 不经常这样

　　2 有时候这样

　　3 相当多时候这样

6. **很多事情冲着我来，使我透不过气**

　　0 我一直像平时那样应付得好

　　1 大部分时候我都能像平时那样应付得好

　　2 有时候我不能像平时那样应付得好

　　3 大多数时候我都不能应付

7. **我很不开心，以至失眠**

　　0 一点也没有

　　1 不经常这样

　　2 有时候这样

　　3 大部分时候这样

8. **我感到难过和悲伤**

　　0 一点也没有

　　1 不经常这样

　　2 有时候这样

　　3 大部分时候这样

（续表）

9. 我不开心到哭

　　0 一点也没有

　　1 不经常这样

　　2 有时候这样

　　3 大部分时间这样

10. 我想过要伤害自己

　　0 没有这样

　　1 很少这样

　　2 有时候这样

　　3 相当多时候这样

计分规则和结果

　　本量表可用于孕期和产后是否存在抑郁症状的评估。每个条目的 4 个选项分别计 0 分,1 分,2 分和 3 分。

　　把所有 10 个条目的得分相加,如果≥13 分,说明抑郁症可能已经找上你了,需要找专业人员咨询一下是否确实为抑郁症。

　　如果在 10~12 分,你可能有些抑郁症状,不一定达到抑郁症的程度,过 1 周再自我检查一下吧,同时注意采用我们在这个读本里教授的一些方法,学习孕产期相关知识,自我调整,获得家人支持,以摆脱抑郁症状。

二、广泛焦虑量表

最近 2 个星期里,你有多少时间受到以下任何问题的困扰?

	完全不会	几天	一半以上日子	几乎每天
1. 感觉紧张,焦虑或急切	0	1	2	3
2. 不能够停止或控制担忧	0	1	2	3

（续表）

	完全不会	几天	一半以上日子	几乎每天
3. 对各种各样的事情担忧过多	0	1	2	3
4. 很难放松下来	0	1	2	3
5. 由于不安而无法静坐	0	1	2	3
6. 变得容易烦恼或急躁	0	1	2	3
7. 感到害怕,似乎将有可怕的事情发生	0	1	2	3
如果存在以上任何一个问题,这些问题在你工作、照顾家庭事务,或与他人相处上造成了多大的困难?	毫无困难 0,有点困难 1,非常困难 2,极度困难 3			

计分规则和结果

把 1～7 个问题的得分相加后的总分在 0～4 之间,表明你没有焦虑症状;5～9 分有轻度焦虑症状;10 分以上表明你有肯定的中度焦虑了,需要认真对待,寻求专业帮助;15 分以上是重度,建议积极治疗。

三、阿森斯失眠量表

本量表用于记录你对遇到过的睡眠障碍的自我评估。对于以下列出的问题,如果在**过去 1 个月内每周至少 3 次**,就请你圈点相应的自我评估结果。

> 1. 入睡时间（关灯后到睡着的时间）
>   0 没问题
>   1 轻微延迟

　2 显著延迟

　3 延迟严重或没有睡觉

2. 夜间苏醒

　0 没问题

　1 轻微影响

　2 显著影响

　3 严重影响或没有睡觉

3. 比期望的时间早醒

　0 没问题

　1 轻微提早

　2 显著提早

　3 严重提早或没有睡觉

4. 总睡眠时间

　0 足够

　1 轻微不足

　2 显著不足

　3 严重不足或没有睡觉

5. 总睡眠质量（无论睡多长）

　0 满意

　1 轻微不满

　2 显著不满

　3 严重不满或没有睡觉

6. 白天情绪

　0 正常

　1 轻微低落

　2 显著低落

　3 严重低落

---

7. **白天身体功能（体力或精神： 如记忆力、认知力和注意力等）**

    0 足够

    1 轻微影响

    2 显著影响

    3 严重影响

8. **白天思睡**

    0 无思睡

    1 轻微思睡

    2 显著思睡

    3 严重思睡

计分规则和结果

把 8 个问题的总分相加,如果小于 4：无睡眠障碍;4～6：可疑失眠;6 分以上：失眠。

附录二 上海市精神卫生服务资源表

一、上海市、区精神卫生专科医疗机构

序号	单位	地址	电话
1	上海市精神卫生中心（上海交通大学医学院附属精神卫生中心）	徐汇院区：宛平南路 600 号	021－64387250
		闵行院区：沪闵路 3210 号	021－64901737
2	徐汇区精神卫生中心	龙华西路 249 号	021－64560088
3	黄浦区精神卫生中心	北院：北京西路 130 号	021－63277700
		南院：瞿溪路 1162 号	021－53010724
4	长宁区精神卫生中心	协和路 299 号	021－22139500
5	静安区精神卫生中心	南院：康定路 834 号	021－62584019
		北院：平遥路 80 号	021－66510223
6	普陀区精神卫生中心	志丹路 211 号	021－56612994
7	虹口区精神卫生中心	同心路 159 号	021－56662531
8	杨浦区精神卫生中心	军工路 585 号	021－61173111
9	宝山区精神卫生中心	友谊支路 312 号	021－66782273
10	闵行区精神卫生中心	闸航路 2500 号	021－54840696
11	浦东新区（北）精神卫生中心	三林路 165 号	021－68306699
12	浦东新区南汇精神卫生中心	城北路 43 号	门诊 68036139，68035755
13	松江区精神卫生中心	塔汇路 209 号	挂号室 57846293

（续表）

序号	单位	地址	电话
14	金山区精神卫生中心	金山大道 3528 号	021 – 57930999
15	青浦区精神卫生中心	青浦镇练西公路 4865 号	021 – 59295508
16	嘉定区精神卫生中心	墅沟路 420 号	导医台 59936398
17	奉贤区精神卫生中心	奉炮公路 1180 弄 1 号	021 – 57416409
18	崇明区精神卫生中心	城桥镇三沙洪路 19 号	门诊 59623971
19	上海市民政第一精神卫生中心	中春路 9999 号	021 – 64201320
20	上海市民政第二精神卫生中心	川周公路 2607 号	021 – 68139424
21	上海市民政第三精神卫生中心	闻喜路 590 号	021 – 66974610

二、上海市综合医院精神/心理科

序号	单位	地址
1	上海市第一人民医院/上海交通大学附属第一人民医院　医学心理科	北院：武进路 85/86 号 南院：新松江路 650 号
2	上海市第六人民医院/上海交通大学附属第六人民医院心理咨询门诊	宜山路 600 号
3	上海交通大学医学院附属瑞金医院心理科	瑞金二路 197 号
4	上海交通大学医学院附属仁济医院　心理医学科	东院：东方路 1630 号 西院：山东中路 145 号
5	上海交通大学医学院附属新华医院　临床心理科	控江路 1665 号

（续表）

序号	单位	地址
6	复旦大学附属华山医院　精神医学科	乌鲁木齐中路 12 号
7	复旦大学附属中山医院　心理医学科	枫林路 180 号
8	上海市同济医院/同济大学附属同济医院　精神医学科	新村路 389 号
9	上海市第十人民医院/同济大学附属第十人民医院　精神科	延长中路 301 号
10	上海长征医院医学心理科	凤阳路 415 号
11	上海市东方医院/同济大学附属东方医院　临床心理科	本部：浦东新区即墨路 150 号 南院：云台路 1800 号

三、其他心理资讯和服务资源

1. 上海市心理援助热线：021 - 12320 - 5

24 小时热线，提供危机干预及心理疏导

2. 社区协助资源

至全市各街道社区卫生服务中心联系精神卫生医生

3. 网站和官方微信号

（1）精神健康专业科普微信公众号：上海精神卫生飘扬的绿丝带

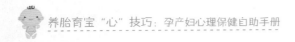

（2）上海市精神卫生中心

官网：www. smhc. org. cn

官微：上海交大医学院附属精神卫生中心

听 孕产期 心理健康

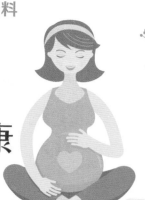

1. 孕产期心身变化与调适

2. 孕产期压力与心身疾病

3. 孕产期常见心理问题

4. 孕期心理问题的自我调适

5. 分娩期心理保健

6. 产后抑郁的表现与识别

7. 家庭支持与母婴健康

8. 婴儿心理发展

扫描二维码后点击"立即报名"，输入密码"520"即可收听。

学孕产期放松技巧

1. 音乐肢体放松

2. 音乐冥想放松

3. 渐进式肌肉放松

4. 孕产妇身体扫描

5. 孕期按摩示范

（牛小娜　李春波　童慧琪　盛　锋）

扫描二维码后点击"立即报名"，输入密码"520"即可收看。